Carsten Dieme
Vorzeitiger Samenerguss

stillwasser verlag®

Carsten Dieme

Vorzeitiger Samenerguss

Hintergründe, Tipps, Auswege
und Erfolgsberichte Betroffener

stillwasser verlag®

Stillwasser® Verlag
1. Auflage 2003

Der Inhalt dieses Buches ist ausschließlich zu Informationszwecken bestimmt. Bei diesem Buch handelt es sich nicht um eine wissenschaftliche Dokumentation, sondern um die Wiedergabe von Erfahrungswerten. Alle Angaben in diesem Werk wurden von Verlag und Autor sorgfältig geprüft. Die Erstellung erfolgte nach bestem Wissen und Gewissen und wurde medizinisch begleitet. Die Informationen stellen in keiner Weise Ersatz für professionelle Beratung oder Behandlung durch ausgebildete und anerkannte Ärzte dar. Der Inhalt dieses Buches kann und darf nicht für die Erstellung eigenständiger Diagnosen oder für die Auswahl und Anwendung von Behandlungsmethoden verwendet werden.

Alle Rechte vorbehalten. Kein Teil dieses Werkes darf ohne Zustimmung des Verlages vervielfältigt oder veröffentlich werden. Jegliche Haftung für Verlag, Autor und deren Beauftragte ist ausgeschlossen.

Cover: Dipl.-Des. Anett Wagner
Illustrationen: Dipl.-Des. Anett Wagner, Dipl.-Des. Jens-Uwe Meyer, Dipl.-Ing. Carsten Dieme
Lektorat: Dipl.-Medienwiss. Anett Walther

Font: ITC New Baskerville®

© 2003, 1. Auflage Stillwasser® Verlag, Bielefeld

www.stillwasser.de /www.vorzeitige-ejakulation.de

ISBN: 3-9808696-0-1

Inhaltsverzeichnis

Vorwort   8

Kapitel 1: Männer, Sex und Medien 16
Kapitel 2: Der Penis und die Ejakulation 22
Kapitel 3: Vorzeitiger Samenerguss 28

Lösungswege   31

Kapitel 4: Kommunikation! 34
Kapitel 5: Allgemeine Tipps und Tricks 36
Kapitel 6: Stellungen 43
Kapitel 7: Hilfsmittel 49
Kapitel 8: Denkmuster 55
Kapitel 9: Techniken 60
Kapitel 10: Sexualtherapie 68
Kapitel 11: Medikamente 71
Kapitel 12: Tao und Atemtechniken 73
Kapitel 13: Naturheilverfahren 76
Kapitel 14: Austausch mit Betroffenen im Internet 80
Kapitel 15: Tipps für Frauen 82
Kapitel 16: Wundermittel, Mythen und Kuriositäten 87
Kapitel 17: Beispiel für eine mögliche Vorgehensweise 94

Berichte Betroffener   97

Kapitel 18 - Bericht 1 100
Kapitel 19 - Bericht 2 103
Kapitel 20 - Bericht 3 106
Kapitel 21 - Bericht 4 109
Kapitel 22 - Bericht 5 113
Kapitel 23 - Bericht 6 116

Resumé   119

Anhang 123

Anleitung für Internet-Neulinge 125
Fachtermini, Abkürzungen.. 127
Bildübersicht 127
Quellenangabe 128
Danksagung... 130
Eigene Notizen 131

Wer versucht, kann scheitern,
wer nicht versucht, ist schon gescheitert.

In Anlehnung an
Eugen Berthold Friedrich Brecht
(1896 – 1956)

Vorwort

Vorwort

Wer bin ich?

Ich bin Carsten, ehemals selbst betroffen und seit dem Jahr 2001 Webmaster der Homepage www.vorzeitige-ejakulation.de .

Was erwartet euch?

Mit diesem Buch habe ich versucht, eine Sammlung zu erstellen, in welcher alle bekannten Auswege aufgeführt sind - unabhängig davon, ob sie von Experten anerkannt sind oder nicht. Häufig wird lediglich ein Weg favorisiert und außer acht gelassen, dass es für dieses Problem verschiedene Lösungsansätze gibt. Während meiner Recherchen und vieler Gespräche stieß ich auf Techniken, eine Vielzahl von Expertenmeinungen, Mythen, aber auch auf ganz einfache bzw. in Vergessenheit geratene Methoden.
So bündelte ich all diese Informationen und stellte sie im Internet für jedermann zur Verfügung. Es entstand eine Plattform, auf der sich Betroffene, Angehörige, Ärzte oder einfach nur Interessierte austauschen können. Zudem helfen die Betroffenen sich mit ihren persönlichen Erfahrungen gegenseitig. Die Ergebnisse dieses Austausches finden sich nun in diesem Buch wieder.
Dabei verzichte ich bewusst auf künstliche, komplizierte Wortakrobatik. Das Buch sollte für jeden verständlich sein, statt durch eine Fülle an Fachbegriffen eher zu verwirren als zu helfen.

Warum dieses Buch?

Mit diesem Buch möchte ich Betroffene und deren Partner erreichen. Ich möchte ihnen Mut zusprechen und aufzeigen, dass es für jeden eine individuelle Lösung gibt. Ich möchte, dass das Thema „vorzeitige Ejakulation" nicht länger tabuisiert wird. Und ich würde mir wünschen, dass die Offenheit dieses Buches auch zu einer innerpartnerschaftlichen Offenheit beiträgt, denn diese ist genau wie Ehrlichkeit ein wichtiger Schlüssel zu einem erfüllten Sexualleben.

Vielen Männer fällt es schwer, sich mit der Problematik auseinander zu setzen und mit ihrer Partnerin darüber zu reden. Sie sehen den frühzeitigen Erguss als Schwäche oder gar Krankheit. Dabei sind die Ursachen meist psychischer Natur, wie eine falsche Bewertung, Angst oder Leistungsdruck, und können individuell gelöst werden.

Hinweise in eigener Sache

Der Einfachheit halber spreche ich im Buch vorwiegend von der Frau als Partnerin. Ich möchte betonen, dass ich mit dieser Formulierung auf keinen Fall homosexuelle Betroffene ausgrenzen möchte! Für diese gilt allerdings, dass nicht alle Stellungen und Tipps in gleichgeschlechtlichen Partnerschaften anwendbar sind.

Aufgrund der intimen Thematik und eines sehr persönlichen Austausches mit vielen Betroffenen hat sich auf meiner Homepage das „per du" durchgesetzt. Ich habe mich deshalb entschieden, dies auch im Buch so beizubehalten, um nicht unnötige Distanz entstehen zu lassen.

Natürlich würde ich mich sehr über ein Feedback freuen. Am besten eignet sich dafür das Forum der Homepage oder eine E-Mail an carsten@vorzeitige-ejakulation.de

Ich wünsche euch viel Erfolg!

Einführung

Einführung

Glaubt man der vorherrschenden Meinung, dann sind die Menschen im deutschsprachigen Raum ausreichend aufgeklärt. Aber sind sie das wirklich? Einige behaupten sogar, unsere Gesellschaft müsse regelrecht satt sein von der Informationsflut in puncto sexueller Aufklärung. Wenn dem so ist, warum gibt es dann noch so viele Fragen und Unsicherheiten? Damit meine ich nicht nur junge Menschen, die ihr Sexualleben noch vor sich haben, sondern auch, und ganz besonders, gestandene Frauen und Männer, die diesbezüglich regelrechten Wissensdurst entwickeln und sehr interessiert alles hinterfragen.

Geht man in der Realität wirklich so offen mit den eigenen Wünschen und Problemen in der Sexualität um? Warum stößt man dann immer wieder auf Heimlichtuerei, Mythen und überzogene Idealvorstellungen? Soll man aber ernsthaft seine Wünsche oder Probleme besprechen, ist es mit der Offenheit selbst innerhalb der Partnerschaft schnell vorbei. Sie werden häufig immer noch verheimlicht. Das ist einer der Gründe, warum heute noch einige Männer denken, sie seien der einzige Mann auf Erden mit vorzeitigem Samenerguss. Sie sind oft ganz verwundert, wenn sie erfahren, wie viele auf der Suche nach einer Lösung für genau dieses Problem sind.

Durch die Medien wird eine ganz andere Realität gezeigt und unsere Einstellung zur Sexualität vielfach geprägt, ohne dass wir uns darüber wirklich im Klaren sind. Auch weiß mancher gar nicht genau, was beim Sex und speziell bei Erektion und Ejakulation im Körper vor sich geht. Sich über diese Punkte klar zu werden, ist wichtige Voraussetzung, das Problem „frühzeitiger Orgasmus" zu verstehen und Lösungen zu finden.

Kapitel 1: Männer, Sex und Medien

Seit jeher wird dem Mann die Rolle des Beschützers und des Versorgers zugesprochen. Zwar variierte das Idealbild des Mannes im Verlauf der Jahrhunderte, die Grundschemata aber sind gleich geblieben: der Mann ist in allen Bereichen erfolgreich und stark. Heutzutage werden Eigenschaften wie Sensibilität, Zärtlichkeit oder Verständnis immer wichtiger, aber ein Weichei soll es bitteschön auch nicht sein!

Die Rolle des Mannes hat sich verändert und dies wird sie auch in Zukunft – sowohl in den Köpfen der Menschen als auch in der Wunschdarstellung der Medien.

Erfolg wird heute vielfach dadurch definiert, dass man(n) gut gekleidet ist, gepflegt auftritt, eine „wichtige" Stellung innehat und vor allem ein dickes Auto fährt. Das Auto ist das Statussymbol Nummer eins. Man kann es stets präsentieren und seinen Erfolg faktisch jedem „beweisen". Nicht ganz so wichtig für das äußere Bild gelten dann gemeinhin das familiäre Glück, Kinder oder charakterliche Züge. Aber sind dies nicht eher Ziele, für die es sich zu leben lohnt? Ich habe mit Männern gesprochen, die sich mehr Gedanken um ihren nächsten BMW und dessen Innenausstattung gemacht haben, als um die Finanzierungsrate ihrer Wohnung, in der die Familie schließlich einen Teil ihres Lebens verbringt und die zusätzlich noch eine finanzielle Absicherung darstellen würde, sobald sie denn bezahlt wäre. Die Werte einiger Menschen sind oft total verschoben und auf Nachfrage beginnt man(n) sofort, sich und seine Handlungsweise zu verteidigen. Es ist nahezu erschütternd, welche Gewichtung auf die Meinung anderer gelegt wird. Viele Entscheidungen werden tatsächlich umgeworfen, weil andere dieses oder jenes schöner finden. Alle schreien nach Individualität, aber bitte nur so viel, dass es auch anderen gefällt! Es bedarf oft eines Anstoßes von außen, der da besagt: „Schau dir an, was du geschaffen hast. Ist es wirklich so wichtig, was die Nachbarn denken?". Viele derer, die daraufhin in sich gehen, überdenken ihr Leben und Handeln.

Aber ein Mann soll nicht nur erfolgreich, sondern auch stark sein. Durch Erziehung und gesellschaftliche Normen wird diese Erwartung bereits im Kindesalter eingeimpft. Im Alter von drei Jahren erkennen sich Jungen als Jungen und Mädchen als Mädchen (ZILBERBERG). Bereits jetzt festigen sich viele Bilder für die Zukunft. Diese Bilder erhalten sie direkt oder indirekt von den Eltern, Freunden, der gesamten Umwelt und ganz speziell den Medien. Sehr prägnant ist der Ausspruch gegenüber Jungen: „Du bist doch kein Mädchen!". Dieser wird immer dann gebraucht, wenn man Stärke sehen will. Schon jetzt setzt sich in den Köpfen fest, Mädchen sind schwach, Jungen sind stark und Jungen sind (mental) stärker als Mädchen. Erfreulicherweise zerbricht so nach und nach das klassische, starre Rollenverhalten, wo der Mann das Geld nach Hause bringt und die Frau am Herd steht und sich um die Kinder kümmert. Sicher gehören Hausmänner heute immer noch zur Ausnahme, aber mehr und mehr Männer werden sich auch ihrer häuslichen Pflichten bewusst und somit ist das „bisschen Haushalt" nicht mehr allein Sache der Frau. Kinder, die das so offen erleben dürfen, leiden später auch nicht ganz so stark an inneren Zwiespälten, wenn es darum geht, dass die Frau beispielsweise die ist, die Karriere macht.

Zwischen zehn und 15 Jahren kommen Kinder in die Pubertät. Diese Zeit ist mit so vielen Veränderungen und neuen Eindrücken verbunden, dass gerade diese Zeit eine der schwierigsten Entwicklungsstadien ist. Pickel, Hormonschübe, Veränderungen der Geschlechtsmerkmale, die Rolle zwischen Kind und Erwachsenem – all das strömt in dieser Zeit auf jeden ein. Jugendliche beginnen, sich mit dem Thema Sexualität auseinander zu setzen. Anfangs kichernd und aus dem Blickwinkel der Belustigten, später dann mit wachsendem Interesse. Mädchen sprechen sehr viel früher miteinander ernsthaft über diese Themen, als Jungs. Unter Jungs sind in dieser Zeit Begriffe wie „ficken", „schwul", „Eier", „Schwänze" etc. total angesagt und sie werden untereinander vorrangig zu Beschimpfungszwecken genutzt. Auf manchen Schulhöfen ist es dann Sport, sich gegenseitig in die Hoden zu treten oder Mädchen an die Brüste zu grapschen. Alles ist noch lustig und wird, wenn überhaupt, aus einer abgeklärten, coolen oder abfälligen Haltung heraus kommuniziert. Irgendwie will jeder mitreden, aber bloß nicht ernsthaft hinterfragt werden und Jungfrau, nein, Jungfrau will natürlich keiner mehr sein!

Was in der Kindheit als schulischer Wettbewerb um gute Noten oder Coolness begann, verlagert sich in der Pubertät auf die körperliche Ebene. Jungs beginnen, sich und vor allem das eigene Gemächt mit anderen zu vergleichen. Es liegt auf der Hand, dass es entwicklungsbedingte Unterschiede gibt, aber das zählt in diesem Moment nicht. So wird für manche die Dusche nach dem Sportunterricht zur Last. „Der eine hat schon Haare und der andere hat einen riesigen Pimmel". Für viele ist diese Erfahrung ein Martyrium, denn sie haben ja keine realistischen Vergleichswerte bzw. sehen diese nicht. Fakt ist nur, der andere hat was, was ich nicht habe. Jungen beginnen, sich nicht vollwertig zu fühlen und für manchen ist das der Start für ein komplexbehaftetes Leben, wo allein die Größe des Penis und später dessen Funktionen über Sieg oder Niederlage entscheidet. Schon allein der Ehrgeiz, mit dem Jungen ihrem Penis Bezeichnungen geben, zeigt deutlich, wie wichtig dieser scheinbar ist. So gibt es zum Beispiel: Schwanz, Schwengel, Prengel, Lanze, Flöte, Pimmel, Schniepel, Zipfel, Pillermann, Stab, Rohr, Zauberstab, Dampframme, Latte, Riemen, Palme, Gestänge, Ständer, Lümmel, Hammer, Kolben oder einfach nur Willi. Viele Gedanken drehen sich einzig und allein darum. Irgendwann kommt dann vielleicht jemand aus der Clique auf die Idee, gemeinsam einen Porno zu schauen, selbstverständlich nur, um sich darüber lustig zu machen *zwinker*. Doch was da gezeigt wird, dürfte das Selbstvertrauen eines heranreifenden jungen Mannes gehörig dämpfen. Männer, oft ausgestattet mit einem überdurchschnittlichen Glied, durchtrainiertem Körperbau, selbstbewusst und schließlich auch unheimlicher Ausdauer „stopfen" Frauen regelrecht. Das ist in zweierlei Hinsicht fatal. Jungen vergleichen sich und vor allem ihr bestes Stück mit den Darstellern und außerdem gärt das Bild von Frauen, die stets nur genommen werden wollen und den Wert eines Mannes am Sex messen. Dass Pornos nur zum Zwecke des Geldverdienens und der Triebbefriedigung des Mannes gedreht werden, realisieren einige nicht, manch Erwachsener bis heute nicht. Es werden zusammengeschnittene, perfekte Illusionen verkauft und in den Köpfen mancher mutieren Pornodarsteller regelrecht zu Helden.

Man braucht aber eigentlich gar nicht das Extrembeispiel Porno heranzuziehen. Es reichen schon Fernsehen, Kinofilme, Bücher oder das Internet, um Wertigkeiten teils für immer zu verschieben. Nicht jeder durchschaut, dass bei den meisten Medien einzig und allein nach marktwirtschaftlichen Gesichtspunkten agiert wird, nämlich die Nachfrage regelt das Angebot. Wer heute etwas Peinliches, Neues, Grausames oder Frivoles sehen möchte, bekommt es dementsprechend geliefert. Auch Zeichentrickfilme für Kinder zeigen heute vielfach perfekte Siegertypen, die vor allem Gewalt einsetzen, um ihr Ziel zu erreichen. Vorbei die Zeiten von Donald und Co.

Für die jugendliche Zielgruppe werden Serien produziert, die fast ausschließlich attraktive Menschen zeigen, welche stets in den neuesten Marken gekleidet sind. Durch den Konsum solcher Bilder entsteht eine falsche Realität. Teures ist in und dass der Stärkere den Schwächeren frisst, gehört zum Alltag. Nur der Sieger besteht und diesem wird gehuldigt. Wie wichtig wenigstens teilweise unabhängige Medien sind, wird einem erst bei näherer Beschäftigung bewusst. Die momentane Krönung des Perfektionswahnes: die Gewinnerin eines Modelwettbewerbs gewinnt eine Schönheitsoperation! Ich denke, das bedarf keines weiteren Kommentars.

Ein zunehmendes Problem unserer heutigen Zeit ist das Singledasein. Noch nie gab es so viele alleinlebende Menschen die in anonymen Großstädten nebeneinander her existieren. Viele ziehen sich zurück, die zwischenmenschliche Kommunikation schwindet und der Medienkonsum wird zum Tagesritual. Das ist nicht nur in Bezug auf die eigene Kommunikationsfähigkeit bedenklich, sondern auch, weil man sich so wieder sehr stark den Medien hingibt. Auf diese Weise können sich vermehrt fiktive Bilder von angeblichen Traumpartnern oder einem angeblich perfekten Sexualleben im Kopf festsetzen.

Wo im Fernsehen wird denn die Realität gezeigt? Welcher Mann ist dort durchschnittlich problembehaftet (auch im Bett) und nicht gleichzeitig ein tollpatschiger Verlierer? In welcher Liebeszene kommt er vor ihr? Wo wird einem „starken" Mann Schwäche zugestanden?

Einige Männer können in der Realität an dieser virtuellen Messlatte zerbrechen.

Auch bei den allseits beliebten Liebesschmökern geht es immer deftiger und realitätsverklärter zu. Zielgruppe sind Männer und Frauen, die bezüglich Liebe und Erotik Nachholbedarf haben. Zu all der Liebessehnsucht gesellt sich mehr und mehr die erotische Komponente. Was ja durchaus gerechtfertigt wäre, wenn dort nicht zunehmend einseitig geschrieben würde. So ist von „riesigen glühenden Lanzen", „Dampfhämmern der Ekstase", „lustvollen Schreien vor Schmerz", „stundenlangem Ficken" und immer mehr Gewalt die Rede. Ob Film oder Buch, die Standardsituation ist meist folgende: sie kommen gleichzeitig oder sie kommt natürlich vor ihm, das selbstverständlich mehrfach und in einer Intensität ungekannter Dimension, dann kommt er und alle sinken wohlig zusammen. Sowohl bei Frauen als auch Männern wird so der Wunsch geweckt, dies ebenfalls so zu erleben. Bei Nichteintreten dieses adonisgleichen Gottes „Mann" und dessen Fähigkeiten sind Enttäuschungen fast schon vorprogrammiert.

Phantasien sind wichtig und können durchaus das Liebesleben bereichern, aber überlegt, was euch und eurem Partner gefällt. Das allein ist entscheidend und nicht, wie es unterbewusst oft praktiziert wird: was habe ich in den Medien über „normalen" Sex und vermeintlich wichtige Bedürfnisse gelernt.

Ein Auszug typischer Fehler im Denkmuster von Männern:

- Sex funktioniert wie in Pornofilmen
- Viele Frauen zu haben, ist eine tolle Leistung
- So wie Pornodarsteller „können" alle Männer, nur ich nicht
- Der Penis ist das wichtigste Utensil beim Sex
- Je größer der Penis, desto besser der Sex
- Zärtlichkeit führt immer zum Sex
- Beim GV kann er zeigen, was für ein Mann er ist
- Ein Penis muss immer 100 %ig steif sein
- Sex ist gleichbedeutend mit GV
- Der GV muss im Orgasmus enden

- Die Frau muss zuerst kommen oder zeitgleich mit dem Mann
- Insgesamt müssen beide zum Orgasmus kommen
- Der GV muss lange dauern

Warum schreibe ich das alles? Sicher nicht, um euch eine Vorlage zur ewigen Rechtfertigung der eigenen Situation zu geben. Einige Probleme sind hausgemacht, aber zukünftige Prioritäten setzt ihr selbst. Es gilt jetzt, das Problem aktiv in die Hand zu nehmen, den jungenhaften Größenvergleich aus dem Duschraum ad acta zu legen.
Ständiger Konkurrenzkampf auf beruflicher und/oder privater Ebene ist der gewünschten Intimität mit dem Partner nicht zuträglich.
Um es auf den Punkt zu bringen: setzt euch nicht unter Leistungsdruck!

Kapitel 2: Der Penis und die Ejakulation

„Penis" ist der lateinische Begriff für „Glied".
In der Mitte des Penis (Nr. 7) verläuft die Harnröhre, an Ober- und Unterseite befinden sich insgesamt drei Schwellkörper (VON BRANDIS/SCHÖNBERGER). Die beiden Schwellkörper an der Oberseite werden als Corpora cavernosa bezeichnet, an der Unterseite befindet sich das Corpus spongiosum. Dieses Gewebe ist ähnlich wie ein Schwamm aufgebaut und füllt sich, wenn ihr erregt seid, mit Blut – der Penis wird steif und richtet sich auf.
Ein schlaffer Penis misst zwischen sechs und zwölf Zentimeter, bei Erregung ist er im Durchschnitt zwischen zwölf bis 18 Zentimeter lang. Um mit einem verbreiteten, sich hartnäckig haltenden Gerücht aufzuräumen: die Größe des Gliedes ist nicht entscheidend, um eine Frau zu befriedigen, da sich die Vagina der Größe anpasst.

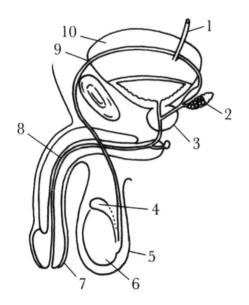

1 Harnleiter
2 Samenbläschen
3 Prostata
4 Nebenhoden
5 Hodensack
6 Hoden
7 Penis
8 Harnröhre
9 Samenleiter
10 Blase

Bild 1: Männliche Sexualorgane

Die Eichel (Glans penis) liegt an der Penisspitze und ist im Normalfall von der Vorhaut bedeckt. Eichel und Vorhaut sind durch das Frenulum an der Unterseite des Penis verbunden. Ähnlich wie die weibliche Klitoris ist die Eichel sehr reizsensibel und tritt bei Erregung unter der Vorhaut hervor. Der Ausstoß des Ejakulats erfolgt durch die Öffnung an der Penisspitze.

Abhängig davon, wie lange die letzte Ejakulation zurücklag und wie lange man sich vor dem Erguss Zeit lässt, variiert die Ejakulatmenge. Im Durchschnitt werden beim Höhepunkt drei bis fünf Milliliter Samenflüssigkeit ausgestoßen. Diese Flüssigkeit kann dickflüssig oder eher wässrig sein und enthält zwischen 180 und 500 Millionen Spermien sowie Sekrete aus den Samenbläschen, der Prostata und den Cowperschen Drüsen (JECKLIN).

Die Bildung von Samenzellen (und Hormonen) erfolgt in den Hoden (Nr. 6) und Nebenhoden (Nr. 4). Da die normale Körpertemperatur für die Bildung von Spermien zu hoch ist, befinden sich Hoden und Nebenhoden außerhalb des Körpers im Hodensack (Nr. 5). Von den Hoden wandern die Samenzellen zunächst in die Nebenhoden und werden dann in den Samenleiter (Nr. 9) geschleust.

Der Samenleiter weist in der Nähe der Blase eine Art Kammer auf, in der die Spermien zunächst verbleiben. In den Samenleiter mündet dann der Ausgang des Samenbläschens (Nr. 2). Hier wird der flüssige Anteil des Spermas gebildet, welcher den Samenzellen als Energiequelle auf dem Weg zur weiblichen Eizelle dient.

Der Samenleiter verläuft im Weiteren durch die Prostata (Nr. 3). Hier wird, ähnlich wie im Samenbläschen, ein Sekret produziert und den Samenzellen beigemischt wird. Es enthält neben Wasser und Zucker bestimmte Mineralstoffe wie Zink und Kalzium, die für die Beweglichkeit der Spermien entscheidend sind.

In der Prostata verbinden sich Samenleiter und Harnröhre (Nr. 8). Die Harnröhre führt durch die Mitte des Penis und leitet das Ejakulat sowie den Urin aus der Blase (Nr. 10) aus dem Körper. Die Blase ist über den Harnleiter (Nr. 1) mit den Nieren verbunden und fängt den entstehenden Urin auf.

Durch unbewusstes Anspannen bestimmter Muskeln im Becken wird verhindert, dass bei einem Samenerguss gleichzeitig Urin und Sperma ausgestoßen werden.

In die Harnröhre münden außerdem die Drüsengänge der Cowperschen Drüsen. Hier wird eine klare Flüssigkeit gebildet, die schon vor der Ejakulation über die Harnröhre nach außen tritt - das so genannte Lusttröpfchen. Es sorgt dafür, dass die Vorhaut besser über die Eichel gleitet und enthält bereits einige Spermien. Ohne Verhütung genügt schon diese geringe Menge, die weibliche Eizelle zu befruchten und eine Schwangerschaft auszulösen.

Erektion und Ejakulation werden durch Parasympathikus und Sympathikus gesteuert. Werden Nerven des Parasympathikus gereizt, kommt es zu einer Erektion. Die Ejakulation hingegen wird durch die Reizung von Nerven des Sympathikus ausgelöst.

Unter normalen Umständen, also ohne sexuelle Erregung, ist der Sympathikus aktiv. Er bewirkt, dass sich die Arterien im Penis verengen und die Schwellkörper nur mit wenig Blut versorgt werden.

Strömen bestimmte Reize ein, wie körperliche Zärtlichkeiten, Düfte, der Gedanke an den Partner oder ein erotisches Bild, dann schüttet das Gehirn bestimmte Hormone aus und die parasympathischen Nervenbahnen werden aktiviert. Dadurch weiten sich die Arterien im Penis und die Schwellkörper füllen sich zunehmend mit Blut. Gleichzeitig wird durch die vermehrte Blutfülle Druck auf die Venen im Penis ausgeübt, so dass nur wenig Blut wieder abfließen kann. Dadurch, dass zwar viel Blut einströmt, aber kaum abfließt, steigt das Volumen der Schwellkörper auf das Drei- bis Vierfache an – der Penis wird steif. Eine Erektion kann man übrigens nicht willentlich steuern.

Diese Phase wird nach Masters und Johnson als Erregungsphase bezeichnet (MASTERS / JOHNSON). Der Gynäkologe William Howell Masters und die Psychologin Virginia Eshelman Johnson waren Pioniere auf dem Gebiet der Sexualforschung. Noch heute basieren auf ihren Theorien und Untersuchungen die verschiedensten Ansätze zur Lösung sexueller Probleme. Eines ihrer bekanntesten Modelle ist der Sexualzyklus bei Mann und Frau.

Die eben angesprochene Erregungsphase stellt dabei die erste von insgesamt vier Phasen dar. Sie ist neben der Erektion des Penis durch weitere typische Körperreaktionen gekennzeichnet. So steigen etwa Puls und Blutdruck an, der Atem geht schneller. Die Hoden schwellen an und heben sich Richtung Becken. Bei manchen Männern werden rote Flecken auf der Haut und steife Brustwarzen beobachtet. Das Gehirn schüttet vermehrt Glückshormone, die so genannten Endorphine, aus.

An die Erregungsphase schließt sich die Plateauphase an, in der sich der Körper auf die Ejakulation vorbereitet. Dabei ist immer noch das parasympathische Nervensystem aktiv, die Blutfülle im Penis nimmt weiter zu. Insbesondere die Eichel schwillt an und zeigt eine rötlich-violette Färbung. Die Hoden heben sich bis zum Beckenbereich an und aus dem Penis tritt das Lusttröpfchen. Puls und Blutdruck steigen weiter an, der Atem wird schneller und tiefer. Sämtliche Muskeln sind stark angespannt und es ist ein zunehmender Kontrollverlust zu beobachten.

Wie lange die Plateauphase dauert, hängt von den sexuellen Reizen ab. Bis zu einem gewissen Punkt kann man die Dauer willentlich steuern. Ist aber ein gewisser Erregungslevel überschritten („point of no return"), setzt automatisch die Orgasmusphase ein.

Der Orgasmus als Höhepunkt der körperlichen Erregung ist beim Mann auf wenige Sekunden beschränkt und kann, einmal begonnen, nicht mehr gestoppt werden. Die Orgasmusphase wird nicht mehr durch den Parasympathikus, sondern durch den Sympathikus beeinflusst.

Im Moment des Höhepunkts schließt sich die Harnröhre, um zu verhindern, dass Samenflüssigkeit in die Blase gepresst wird. Es kommt dann zu Muskelkontraktionen am Körper. Insbesondere die Beckenbodenmuskulatur zieht sich im Abstand von 0,8 Sekunden zusammen, dabei wird dem Ejakulat das Sekret der Prostata beigemischt. Die Kontraktionen führen zum allseits bekannten „Herausspritzen" des Spermas. Puls und Blutdruck erreichen ihr Maximum, der Atem geht sehr schnell und tief. Durch den Orgasmus ist die Wahrnehmung anderer Sinneseindrücke eingeschränkt und man ist stark auf sich selbst konzentriert. Häufig wird von Bewusstseinsveränderungen berichtet, das Gefühl für Zeit und die Umgebung können kurzzeitig verloren gehen.

Nach dem Orgasmus setzt die Rückbildungsphase ein, der Körper kehrt wieder zum Normalzustand zurück. Auch hier hat das Nervensystem des Sympathikus entscheidenden Einfluss. Es bewirkt, dass das Blut aus den Schwellkörpern wieder abfließt, die Erektion geht zurück. Auch die Hoden schwellen ab und senken sich in ihre ursprüngliche Position. Atem, Puls und Blutdruck normalisieren sich, die Muskelanspannung lässt nach. Nach dem Orgasmus ist die Eichel besonders empfindlich, eine Reizung wird meist als unangenehm empfunden. Insgesamt macht sich ein Gefühl der Entspannung breit, viele verspüren ein intensives Bedürfnis nach Ruhe und Schlaf.

Die sich anschließende Refraktärzeit, in der der Mann gegenüber sexuellen Reizen unempfindlich ist, kann als Teil der Rückbildungsphase angesehen werden. In dieser Zeit, die durchschnittlich 20 Minuten dauert, kann sich der Körper regenerieren. Grund für diese Unempfindlichkeit ist die Ausschüttung eines Hormons, das wie eine Lustbremse wirkt. Es verhindert, dass Hormone ausgeschüttet werden, die eine Erektion hervorrufen und sich die Schwellkörper erneut mit Blut füllen. Erst nach einer gewissen Weile ist der Mann wieder für sexuelle Reize empfänglich – der Kreislauf kann von Neuem beginnen.

Bild 2 zeigt, wie die Erregungskurve in den vier beschriebenen Phasen idealtypisch verläuft.

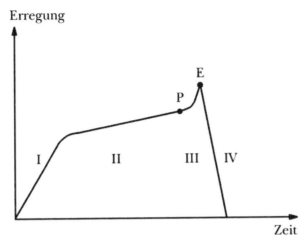

Bild 2: idealtypischer Verlauf der Erregungskurve im Sexualzyklus Phasen I bis IV

P ... "point of no return"
E ... Ejakulation

Wichtig für eine erfüllte Sexualität ist zu verstehen, dass die Erregungskurven bei Männern und Frauen unterschiedlich verlaufen. Viele Frauen müssen deutlich länger als Männer stimuliert werden, um einen Höhepunkt zu erreichen. Ihre Plateauphase ist in der Regel zeitlich viel weiter ausgedehnt, als die eines Mannes. Hinzu kommt, dass viele Männer, die schnell ejakulieren, nicht gelernt haben, den Zustand hoher Erregung über einen gewissen Zeitraum auszudehnen bzw. gar keine eigentliche Plateauphase erleben. Bei ihnen mündet die Erregungsphase direkt in die Orgasmusphase – der Orgasmus setzt „zu früh" ein.

Kapitel 3: Vorzeitiger Samenerguss

Die geläufigste Bezeichnung für „Ejaculatio praecox" lautet „vorzeitiger Samenerguss". In der internationalen Klassifikation der Krankheiten (ICD-10-F52.4) findet sich dazu folgende Definition:

„Ejaculatio praecox - Unfähigkeit, die Ejakulation ausreichend zu kontrollieren, damit der Geschlechtsverkehr für beide Partner befriedigend ist."

Diese Definition ist nicht ganz korrekt, denn eigentlich handelt es sich um den Orgasmusreflex als solchen, bei dem die Ejakulation Bestandteil ist. Es gibt im Tantra beispielsweise auch den Fall eines Orgasmus ohne Samenerguss. Korrekter wäre somit die Bezeichnung „vorzeitiger Orgasmus". Dieser wird auch wie folgt definiert:

„Vorzeitiger Orgasmus – Ein anhaltendes oder wiederkehrendes Einsetzen des Orgasmus vor, bei oder kurz nach der Penetration und bevor die Person es erwünscht." (BEIER/BOSINSKI/HARTMANN/ LOEWIT)

Diese Definition macht deutlich, dass der Begriff „vorzeitig" sich zwar an der Zeit festmachen lässt („vor, bei oder kurz nach der Penetration"), vor allem aber auch individuelle Auslegungssache ist („bevor die Person es erwünscht").

Gemeinhin wird als „zu früh" empfunden, wenn:

- der Orgasmus bereits beim Küssen oder Vorspiel eintritt
- der Orgasmus kurz vor oder während des Eindringens eintritt
- der Orgasmus sofort nach dem Eindringen eintritt
- der Orgasmus binnen weniger Bewegungen eintritt
- der Partner in den meisten Fällen vor dem Orgasmus der Frau ejakuliert, diese aber sehr wohl in der Lage wäre, durch GV einen Orgasmus zu bekommen

Bei all diesen Punkten gilt allerdings, dass die ersten Sexkontakte davon ausgenommen sind und auch Sex nach langer Enthaltsamkeit. In solchen Situationen kommt man(n) fast schon unter Garantie zu früh, denn Reize jedweder Art werden aufgrund der Neuartigkeit bzw. langen Abstinenz sehr viel intensiver wahrgenommen. Viele junge Männer verwechseln den frühen Orgasmus während ihrer ersten sexuellen Erfahrungen mit dem Problem „Ejaculatio praecox". Davon spricht man aber erst, wenn die Ejakulationskontrolle im Laufe der Zeit nicht erlernt wird, sprich dieses Verhalten über Monate und Jahre andauert.

Umfragen haben ergeben, dass hier teils Empfindungen und Fakten aufeinanderprallen. So wird beispielsweise die subjektive Dauer des Geschlechtsaktes von Männern und Frauen auf zwischen fünf und 15 Minuten geschätzt. Die Wahrheit liegt im Schnitt bei ca. zwei bis fünf Minuten reinen Geschlechtsverkehrs. Zu dieser Erkenntnis kam man bei einer Untersuchung der Urologischen Klinik im Klinikum zu Köln (SOMMER). Dabei wurden Paare untersucht, die schon länger als zwei Jahre zusammenlebten. Von diesen bezeichneten sich 15 Männer als Betroffene, 15 betrachteten sich als „sexuell ausgeglichen" und außerdem nahmen 15 Urologen teil.

Die Frauen stoppten während des Sex die Zeit zwischen Eindringen und Erguss des Mannes. Ergebnis war, dass Männer, die sich selbst als „Zu-früh-Kommer" bezeichnen, im Schnitt nach zwei Minuten und 32 Sekunden kamen, die Männer, die sich als „normal ejakulierend" bezeichneten, nach drei Minuten und einer Sekunde und die Urologen nach fünf Minuten und 58 Sekunden.
Führt euch das vor Augen! 30 Sekunden entscheiden zwischen „zu früh kommen" oder „nicht zu früh kommen"? Diese Tatsache zeigt ganz deutlich, dass nicht der zeitliche Aspekt ausschlaggebend ist, sondern die eigene Wahrnehmung, Bewertung und letztlich ein offener Umgang mit der Thematik. Die Lösung des Problems ist in den meisten Fällen reine Kopfsache.
Dennoch gibt es einige seltene Fälle, in denen physische Ursachen (BEIER/BOSINSKI/HARTMANN/LOEWIT) zum Tragen kommen. Da

wären eine mögliche Entzündung des Urogenitaltraktes, wie z.B. der Harnröhre, Reaktionen auf Abdominaloperationen (bei Beschwerden in Bauch oder Unterleib) zu nennen und auch bei Alkoholentzugsphasen kann der Orgasmus vorzeitig auftreten. Es ist also ratsam, sich beim Urologen daraufhin untersuchen zu lassen.

Lösungswege

Lösungswege

In den vielen Diskussionen auf www.vorzeitige-ejakulation.de stelle ich immer wieder fest, dass viele Betroffene auf der Suche nach einer Götze sind, einer Figur, die ihnen sagt, was sie tun sollen, um ihr Problem zu lösen. Nun, liebe Männer, diese Götze gibt es nicht! Kein Mediziner, kein Spezialist und auch nicht die Pharmaindustrie kann DAS Patentmittel gegen vorzeitige Ejakulation vorweisen. Ihr seid alle Individuen. Und so unterschiedlich, wie ihr selbst, so verschieden sind auch die Lösungswege. Der Schlüssel zum Erfolg liegt letztlich in euch und eurer Partnerschaft. In den meisten Fällen bedarf es lediglich einiger Denkanstöße, um seinen persönlichen Weg zu erfüllender Sexualität zu finden.

Auf den nachfolgenden Seiten erfahrt ihr, welche Möglichkeiten es gibt. Probiert selbst aus, was am besten zu euch passt. Aber bitte tut euch und mir einen Gefallen: nehmt euch Zeit! Lest das Buch von Anfang bis Ende in Ruhe durch. Lest es vielleicht auch zweimal und wenn möglich mit eurer Partnerin. Geht nach der Lektüre in euch - keine Eile, kein „Ich muss das Problem sofort lösen" o.ä. Überlegt gemeinsam, welche Variante oder Kombination euch am ehesten geeignet erscheint. In diesem Falle gilt: probieren geht über studieren. Gern wird im Falle der vorzeitigen Ejakulation von professionellen und semiprofessionellen Methoden gesprochen. Vergessen wird dabei allerdings, dass es oft schon die kleinen Dinge sind, die direkt oder indirekt zu einer Verbesserung oder gar Lösung beitragen. Auf den folgenden Seiten findet ihr viele Vorschläge: von einfachsten Tipps über Techniken, die von Sexualwissenschaftlern entwickelt wurden, bis hin zu den Erkenntnissen anderer Kulturen. Oft sind es Kombinationen dieser Methoden, die sich als hilfreich erweisen. Ihr selbst entscheidet, welchen Weg ihr geht.

Eines möchte ich jedoch noch vorausschicken. Die Tatsache, dass der Mann schnell zum Orgasmus kommt, ist von Mutter Natur evolutionsbedingt so vorgesehen. Seid euch dessen bewusst und betrachtet Dinge ruhig mal von einer anderen Seite. Nutzt dieses Wissen als Basis, positiv an eine Veränderung heranzugehen.

Kapitel 4: Kommunikation!

Frauen reden mehr als Männer. Über ihre Lippen kommen im Schnitt pro Tag ungefähr doppelt so viele Worte, wie bei Männern. Es fällt ihnen oft leichter, über ihre Probleme zu reden. Und Männer? Sie wollen stark und sicher durchs Leben gehen und Probleme möglichst mit sich selbst abmachen. Da liegt auch schon ein erster entscheidender Ansatzpunkt. Männer, sprecht mit euren Partnern darüber! Redet in einem ruhigen, möglichst innigen Moment offen und ehrlich darüber, was genau euch Probleme bereitet. Es gibt eine Vielzahl von „Horrorszenarien", die sich in Männerhirnen abspielen, und selbst auferlegten Normvorstellungen (siehe Kapitel 1), wie z.B. „nur nicht versagen", „bloß nicht die eigene Frau enttäuschen" oder „Man(n) kann immer und ausdauernd". Dies kann man nur auf einer Art und Weise aufbrechen: darüber reden! Vielleicht hat eure Partnerin ja gar kein Problem damit? Vielleicht wunderte sie sich schon lange über euer komisches Verhalten beim Sex? Vielleicht stört es sie auch, sie traut sich nur nicht, euch darauf anzusprechen, um euch nicht zu verletzen? Die meisten Frauen werten es als großen Vertrauensbeweis, wenn ihr Partner sich ihnen öffnet. Viele Männer sehen dieses „Sich öffnen" aber als Eingestehen einer Schwäche an. Erlaubt euch dieses Eingestehen und schämt euch nicht dafür. Eure Worte werden sicher nicht auf taube Ohren stoßen und gemeinsam kann man „es" angehen.

Ich weiß, dass es vielen von euch schwer fällt, aber glaubt mir, wenn ihr erst darüber gesprochen habt, ist auch eure Nervosität geringer, das Band der Partnerschaft stärker und der Sex wird auf lange Sicht deutlich besser. Der Kreislauf „Angst vorm vorzeitigen Ejakulieren – verkrampfter Sex – vorzeitige Ejakulation – Ärger über sich selbst – Abnahme des Selbstwertgefühls - Angst vorm vorzeitigen Ejakulieren - ..." muss durchbrochen werden.

Dieses Gespräch sollte man gleich dazu nutzen, über Wünsche oder Phantasien beider Partner in puncto Sex zu reden. Es zeigt sich, dass einer der Gründe für Disharmonien oder gar Scheidungen in einer mangelnden Kommunikation zwischen den Partnern und zwar auf vielen Gebieten zu suchen ist. Deshalb sollte man diese Chance nicht verstreichen lassen. Klärt auch gleich die Frage, ob ihr die Dauer des Aktes nicht sogar genügt und/oder sie glaubt, überhaupt durch reinen GV zum Orgasmus kommen zu können.

Das „darüber reden" ist sicher kein Allheilmittel, öffnet aber in den meisten Fällen das Tor zur Besserung der Situation. Voraussetzungen sind jedoch vollkommenes Vertrauen, der beiderseitige Wille, etwas zu ändern und das Problem nicht zu zerreden. Legt alles auf den Tisch, hört euch an, was euer Partner dazu zu sagen hat, was wen wie stark erregt und sucht nach gemeinsamen Lösungswegen. Habt Mut!

Kapitel 5: Allgemeine Tipps und Tricks

Auf der Suche nach Lösungsmöglichkeiten denken die meisten Betroffenen oft viel zu weit und übersehen einfachste Ansätze. Diese Möglichkeiten sollten aufgrund ihrer leichten Handhabung und Effizienz auf jeden Fall (kombiniert) ausprobiert werden. Natürlich gibt es kein Patentrezept, welches besagt, dass diese sowohl bei Person A als auch bei Person B in gleicher Intensität wirken, zumal hier auch noch die Komponente „Partner" eine entscheidende Rolle spielt. Schaut euch einfach die nachfolgenden Tipps und Tricks an und entscheidet, welche für euch relevant sein könnten.

Was genau macht euch an?

Das ist eine grundlegende Frage, die jeder rechtzeitig für sich klären sollte. Einige Männer fahren total auf das Becken ihrer Partnerin, andere auf ihren Busen, ihre Stimme oder ihre Augen ab. Das erregt sie oft so sehr, dass sie sehr schnell ejakulieren, teils schon vor dem Eindringen. Wer um seine Vorlieben weiß, kann das Ausleben dieser gezielt reduzieren/einstellen bzw. die Partnerin bitten, derlei Reize bewusst zu minimieren. Dies soll lediglich vorübergehend geschehen. Die Reize können nach und nach wieder eingesetzt werden, aber eben nur so schnell, wie das Erlernen einer gewissen Ejakulationskontrolle Formen annimmt. Sprich: im Laufe der Zeit gewöhnt man sich an die kleinen Reize, so dass diese langsam bis auf das vorherige Maß oder sogar darüber hinaus gesteigert werden können.
In der Praxis sieht es dann so aus, dass man als „Po-Liebhaber" diesen bewusst weniger oder gar nicht ansieht oder berührt. Gleiches gilt für den Busen und andere Vorlieben bestimmter Körperpartien. Ist es die Stimme der Frau oder ihr aktives Verhalten beim Sex, sollte die Partnerin sich für einen bestimmten Zeitraum nahezu still bzw. passiv verhalten. Werden damit Erfolge erzielt, kann man nach und nach wieder auf die Vorlieben eingehen. Allerdings kann das Ganze Wochen oder Monate dauern. Mit Geduld, Ausprobieren und vor allem Spaß am Sex hat diese einfache Regel schon einigen Paaren

geholfen. Sie haben gelernt, die Signale ihres Körpers und die des Partners bewusster wahrzunehmen und darauf einzugehen.

Sport und gesunde Ernährung

Diese Aspekte mögen dem einen oder anderen banal erscheinen. Aber die Verbindung gesunder Körper – gesunder Geist ist auch für die Sexualität von Bedeutung. Wer Sport treibt, lebt nicht nur gesünder, sondern entwickelt auch ein ganz anderes Körperbewusstsein. Man nimmt Reaktionen des Körpers, Muskeln und Leistungsfähigkeit ganz anders wahr, als jemand, der Sport verabscheut. Eine gesunde Ernährung tut ihr Übriges und dass Rauchen und übermäßiger Alkoholkonsum sich negativ auf den eigenen Körper auswirken, sollte eigentlich jedem klar sein.

Am Rande erwähnen möchte ich noch Folgendes. Ich habe einige Schreiben von Männern erhalten, die nach erfolgreichem Verzögern des Samenergusses plötzlich über eine wenig vorhandene körperliche Ausdauer beim Sex klagten. In Zeiten, als sie noch früh ejakulierten, hat sie dies nie direkt betroffen. Einige treiben jetzt Ausdauersport und sie bestätigen, dass es nun in vielen Belangen sehr viel besser funktioniert.

Wer sich also das Ziel setzt, seine Ejakulation hinauszuzögern, sollte am besten auch gleich mit einer Sportart beginnen, um nicht danach vor dem Problem der mangelnden Ausdauer zu stehen. Dies ist auch ein idealer Zeitpunkt, um beispielsweise mit dem Rauchen aufzuhören und seine Ernährung zu überdenken.

Stressreduktion

Stress und Leistungsdruck, egal ob beruflich oder privat, begünstigen den frühzeitigen Orgasmus. Demzufolge gilt es, beides wenigstens für die intime Zeit zu zweit weitgehend auszuschalten. Heutzutage ist es manchmal schwer, alles unter einen Hut zu bringen, etwa den Beruf beider Partner, Kinder, Haushalt etc. und eben ein erfülltes Sexualleben. Um trotz Alltagspflichten zueinander zu finden, richten sich manche Paare eine „Zeit für Erotik" ein. Ein fester Zeitraum, in dem die Kinder zum Nachbarn gebracht, alle Telefone abgestellt werden und man sich intensiv nur miteinander beschäftigt. Die Probleme bleiben vorerst vor der Tür – Zeit für Nähe und Zärtlichkeit. Hier können die Paare ganz abschalten und wieder Kraft tanken. Natürlich muss man sich keinen festen Zeitraum einrichten, aber man sollte schon drauf achten, dass das Bedürfnis beider Partner nach Nähe nicht zu kurz kommt und man sich Zeit füreinander nimmt. Wichtig ist das Ganze, um Stress bewusst nicht mit der intimen Zweisamkeit in Verbindung zu bringen. Nichts muss auf eine bestimmte Art und Weise geschehen und schon gar nicht schnell. Schafft man es, sich für diesen Moment von äußeren Faktoren weitgehend freizumachen, wird sich dies positiv auf das Sexualleben und somit auch auf den Zeitpunkt des Orgasmus auswirken. Ein Glas Sekt oder Wein (wohlgemerkt ein Glas!) kann, in Maßen genossen, durchaus helfen, gedanklich loszulassen und sich auf die Zweisamkeit zu besinnen.

Ein Tipp nicht nur für Manager und beruflich sehr eingespannte Menschen: autogenes Training. Dabei erlernt man, sich bewusst körperlich und seelisch zu entspannen, was zu einem gesteigerten Wohlbefinden beiträgt und sich damit auch positiv auf das Sexualleben auswirkt.

Onaniertechnik variieren

Jeder Mann hat seine eigene Technik zu onanieren. Den meisten liegt jedoch ein Ziel zugrunde: die Ejakulation soll schnell erreicht werden. Wenn diese Form des Schnell-zur-Sache-kommens sozusagen der Normalzustand ist, kann sich dies auch auf das Sexualleben mit der Partnerin ausdehnen. Körper und Geist haben gewissermaßen verinnerlicht: sexuelle Reizung führt zu einem schnellen Erguss. Diesem Kreislauf kann man mit variiertem Onanieren entgegenwirken. Zieht den Onaniervorgang etwas in die Länge. Stimuliert euch langsamer, genüsslicher und versucht, die Erregung zu halten, anstatt relativ schnell zum Höhepunkt zu kommen. Ihr könnt auch durchaus kleinere Pausen einlegen, bis die Erregung etwas zurückgeht und stimuliert euch dann weiter. Nehmt auch mal die andere Hand

(Ansprechen anderer Hirnregionen) oder variiert eure Körperhaltung. Ziel ist es, den Vorgang des Onanierens bewusst zu verlängern, um seine Körpersignale besser verstehen zu lernen und das Gelernte dann auf den Geschlechtsakt zu übertragen. Besonders jungen Männern sei ans Herz gelegt, das Onanieren nicht als heimlichen und schnellen Akt zu betrachten. Dieses „Nur schnell zum Ziel kommen" kann sich durchaus auf das spätere Sexualleben übertragen. Wer rechtzeitig lernt, das Onanieren zu genießen und es nicht als etwas Unanständiges betrachtet, kann die eigenen Körpersignale viel besser wahrnehmen. Damit werden ideale Voraussetzungen geschaffen, auch später beim Sex den Zeitraum vor der Ejakulation besser kontrollieren zu können.

Vorspiel

Beim Vorspiel gibt es eigentlich keine Regeln. Erlaubt ist, was beiden gefällt. Allerdings sollte man bei Männern, die relativ früh zum Orgasmus kommen, darauf achten, dass beim Vorspiel primär die Partnerin das Objekt der Begierde ist. Ihr solltet zusammen besprechen, was eurer Partnerin und euch selbst am besten gefällt. Ziel ist es dann, die Erregungskurven etwas anzugleichen. Während ihr kaum direkt stimuliert werdet, sollte das Vorspiel für sie soweit ausgedehnt werden, bis sie wirklich sehr erregt ist. Erst dann geht ihr zum GV über. Wichtig dabei: nicht unter Druck setzen. Erwartet nicht, dass nun alles sofort klappen muss. Gleichzeitig wird mit einem langen und gelungenen Vorspiel auch dafür gesorgt, dass die Scheide ausreichend feucht ist und somit die Reibung des Penis reduziert wird. Diese Übung eignet sich besonders gut für Männer, die bereits ein bis zwei Minuten Sex haben können und dies verlängern möchten.

Vorheriges Onanieren

Ein kleiner Kniff ist, vor dem eigentlichen Sex zu onanieren. In offeneren Beziehungen kann man das sehr gut neben der Partnerin tun, lässt es evtl. die Partnerin tun oder aber befriedigt sich gleichzeitig vor dem eigentlichen Sex. Wer sich nicht traut, neben der

Partnerin zu onanieren, kann das auch allein z.B. unter der Dusche tun. Nicht jeder Mann kann oder will seine Sexualität so offen ausleben. Dazu sage ich nochmals: je offener, desto besser. Danach kann man entspannt an den eigentlichen Akt gehen. Als empfehlenswert hat sich eine Kombination aus vorherigem Onanieren des Mannes und ausgedehntem Vorspiel für sie erwiesen: der Mann wird befriedigt oder befriedigt sich selbst. Danach stimuliert er die Frau langsam, bis sie sehr erregt ist. In diesem Zeitraum kann er sich zunächst regenerieren und langsam wieder eine Erektion bekommen. Erst dann beginnt der eigentliche Geschlechtsakt. Somit ist der erste Druck des Mannes abgebaut, der zweite Erguss erfolgt in der Regel etwas später. Man darf hierbei keine Wunder erwarten, aber in Verbindung mit einigen anderen der hier aufgeführten Tipps kann man durchaus kleine Erfolge verzeichnen.

Öfter mal Sex

Diese Aussage klingt erst einmal ziemlich platt. Öfter Sex zu haben, ist sicher für die meisten nicht die Lösung. Allerdings gibt es Paare, die (teils sogar aufgrund der vorzeitigen Ejakulation) nur noch einmal pro Woche oder noch seltener Sex haben. Und genau diesen Paaren gilt dieser Hinweis. Man kann sich sicher vorstellen, wie groß die Erregung beim Mann ist, wenn er nur selten in den Genuss von Sex kommt. Er reagiert noch sensibler auf alle einströmenden Reize und er wird mit hoher Wahrscheinlichkeit sehr früh seine Ejakulation haben. Das kann bei beiden zu Frust führen und zu noch seltenerem Sex. Es entsteht ein Kreislauf. Auch hier ist ein offenes Gespräch angebracht, bei dem ihr und eure Partnerin überlegt, was ihr Neues probieren wollt, um wieder Spaß am Sex zu entwickeln. Denn wer Sex und Erotik mit seinem Partner genießt, wendet sich ihm häufiger zu. Dadurch erhöht sich die Reizschwelle bei vielen Männern und der Akt wird etwas verlängert.

Veränderung des bisher gewohnten Sexuallebens

Wenn man(n) anfängt, bestimmte Handlungen oder Orte mit Sex und damit seinen vorzeitige Erguss in Verbindung zu bringen, kann sich daraus eine unbewusste Erwartungshaltung entwickeln. Es kann sein, dass er sich daraufhin regelrecht verkrampft und nur noch den einen Gedanken hat: „nur nicht zu früh kommen". Situationen dafür können viele sein: der Gang zum Schlafzimmer, das Auspacken des Kondoms oder das Tragen bestimmter Dessous. Hier bietet sich nun eine einfache Möglichkeit, diese Gewohnheiten zu verändern und Neues auszuprobieren. Es geht lediglich darum, Sex nicht zwangsläufig mit bestimmten Ritualen zu verbinden. Versucht mal zeitweise ein anderes Verhütungsmittel, praktiziert Innigkeit und Nähe auch mal ohne einen Orgasmus. Auch ein Quickie kann dem durchaus zuträglich sein. Wenn ihr euch und den Partner nicht unter Druck setzt und Sex theoretisch immer und überall möglich ist, wird die Verbindung Situation-Sex-Orgasmus gedanklich durchbrochen. Nach einer gewissen Zeit sind bestimmte Situationen oder Rituale dann mit einer geringeren bis optimalerweise gar keiner Erwartungshaltung besetzt.
Bei einigen Männern kann es auch sein, dass sich im Laufe der Zeit die Angst einschleicht, selbst im Falle des Verzögerns ihres Orgasmus, sie hätten gar nicht die Möglichkeit, die Erektion so lange aufrecht zu erhalten. Ein Festsetzen dieser Angst kann unbewusst mit dafür verantwortlich sein, dass die Ejakulation so schnell erfolgt. Auch hier gilt wieder, darüber offen zu reden. Als Lösungsansatz wäre hier beispielsweise die Beckenbodenübung (siehe Kapitel 9) denkbar, in diesem Fall allerdings von der Frau angewandt. Mit Hilfe dieser Übung kann sie dem Partner zeigen, dass allein mit dem zeitweisen Anspannen ihrer Beckenbodenmuskeln und ohne Bewegungen seinerseits die Erektion über einen langen Zeitraum aufrechterhalten werden kann. Männern, die von dieser Angst betroffen sind, können diese so nach und nach abbauen und gewinnen mehr Vertrauen in sich und ihren Körper.

Oralsex mit Menthol

Als Geheimtipp für Paare, die auch Oralsex betreiben, galt lange Zeit das Lutschen eines Mentholbonbons. Menthol wird aus Pfefferminze gewonnen und wirkt lokal betäubend. Dies kann man sich auch in diesem Falle zu Nutze machen, indem sie eines dieser Bonbons lutscht und gleich darauf den Penis des Mannes oral stimuliert. Die Eichel wird dadurch etwas betäubt und der Partner empfindet die Reizung direkt beim Oralsex und auch beim späteren Verkehr als nicht so stark. Demzufolge kann man den Geschlechtsakt etwas verlängern. Einige Paare schwören darauf und einen Versuch ist es allemal wert.

Tipps

Im Laufe der Beschäftigung mit dem Thema vorzeitiger Samenerguss stieß ich auch auf einige kleine Tipps, die ich euch natürlich nicht vorenthalten möchte. Bei einigen Männern wirken diese gar nicht, bei anderen führen sie durchaus zur gewünschten Reaktion.
Zum Beispiel kann die Partnerin beim Herannahen seines Höhepunktes kurz, aber bestimmt, an seinem Hodensack ziehen. Bei einigen Männern wird so für einen Moment der Ejakulationsreflex unterdrückt. Man kann diesen Kniff sehr gut mit darauffolgenden langsamen Bewegungen bis hin zum Innehalten kombinieren. Es gibt auch noch einige Punkte, an welchen Drucktechniken angewandt werden können. Mehr darüber erfahrt ihr im Kapitel 9.
Ein Hinweis noch für heterosexuelle Paare, die Analsex praktizieren: verzichtet für einen bestimmten Zeitraum darauf. Reibung und Druck auf den Penis sind deutlich stärker und die Wahrscheinlichkeit eines vorzeitigen Ergusses somit höher. Konzentriert euch vorerst auf Übungen mit vaginalem Geschlechtsverkehr. Werden damit Erfolge erzielt, kann man langsam wieder zu gewohnten Praktiken übergehen. Auch hier gilt, vorerst sehr langsame Bewegungen kombiniert mit kleinen Pausen zu praktizieren.

Abschließend zu diesem Kapitel möchte ich noch sagen, dass es oft Kombinationen diverser Ansätze sind, die zu einer Besserung führen.

Kapitel 6: Stellungen

Seit jeher versucht man, durch Stellungsvariationen Abwechslung ins Liebesspiel zu bringen oder einen höheren Lustgewinn zu erfahren. Auch im Falle des frühzeitigen Orgasmus kann man hier mit Hilfe der Partnerin sehr gute Erfolge erzielen.

Voraussetzungen für den Erfolg der Stellungsübungen sind absolutes Vertrauen und Einfühlungsvermögen beider Partner. Nur wenn man lernt, wann der Partner und man selbst „soweit" ist und nur, wenn beide es wirklich wollen, kann man in der Sexualität Neues entdecken und erleben. Die Hektik des Alltags hat beim Liebesspiel nichts verloren! Sorgen, Konkurrenzkämpfe und Leistungsdruck sollten vollkommen außen vor gelassen werden. Nehmt euch Zeit und stellt euch total auf Genuss und Entspannung ein. Solltet ihr Kinder haben, nehmt euch ein schönes Hotelzimmer oder schickt die Kinder zu den Großeltern. Auch dann gibt es Männer, die sich wieder unter Druck setzen und denken: „Jetzt muss es besonders schön werden, jetzt muss es unbedingt super funktionieren" usw. Gar nichts muss! Das Zusammensein ist wichtig – innige Zweisamkeit ohne Druck und ohne Zielvorgaben. Auch gilt es, spielerisch zu lernen und nicht unter Erfolgsdruck, wenn möglich sogar in einen bestimmten Zeitrahmen, zu handeln.

Im Forum auf www.vorzeitige-ejakulation.de kristallisierten sich nachfolgende Stellungen als besonders empfehlenswert heraus. Diese Stellungen sind weder ein Muss noch ein Erfolgsgarant, aber sie können euch durchaus als unterstützende Vorlage dienen, um eine Verlängerung des Liebesaktes zu erreichen. Vielleicht kauft ihr schöne Dessous, geht in ein gutes Restaurant und verbringt danach eine innige Liebesnacht miteinander? Vielleicht wird es für euch auch zu einer regelmäßigen Instanz der Flucht vor dem Alltag in ein Nest voller Nähe, Erotik und Sex!? Probiert, variiert, wiederholt, übt und vielleicht sind die folgenden Stellungen auch für euch ein Schritt in ein erfüllenderes Sexualleben.

A) Reiterstellung

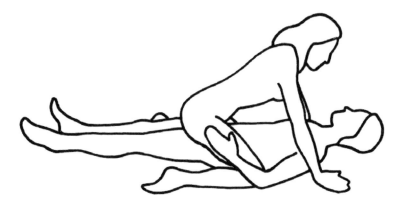

Bild 3: Reiterstellung

Sie sitzt auf ihm mit möglichst weit gespreizten Beinen. Die Vorteile dieser Stellung sind zum einen, dass sie die Geschwindigkeit angeben kann und somit seinem Ungestüm Einhalt gebietet und zum anderen kann sie sich weit öffnen, so dass die Reibung und der Druck auf den Penis geringer wird. Die Kombination aus teils langsamen Bewegungen und weniger Reibung am Penis des Mannes ergibt in vielen Fällen eine Verlängerung des Liebesspiels. Einige Paare haben allein mit dieser Stellung das Problem des sehr frühen Kommens in den Griff bekommen. Natürlich sind auch Variationen der Reiterstellung denkbar, indem er z.B. auf einem Sofa sitzt. Lasst eurer Phantasie einfach freien Lauf.

B) abgewandelte Missionarsstellung Variante 1

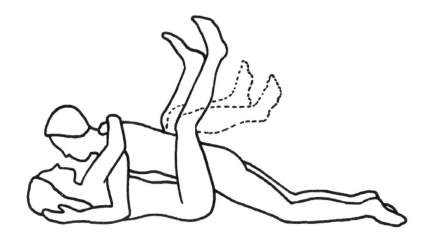

Bild 4: Missionarsstellung 1

Sie liegt unten und öffnet durch Spreizen der Beine ihre Vagina so weit, wie es ihr angenehm ist. Ähnlich wie bei der Reiterstellung kommt es auch hier darauf an, Reibung und Druck auf das männliche Glied so gering wie möglich zu halten. Diese Stellung eignet sich besonders gut, um die Erfolge der Reiterstellung weiter auszubauen. Da der Mann jetzt primär Geschwindigkeit und Intensität vorgibt, liegt es nun an ihm, das während der Reiterstellung Erlernte umzusetzen und seinen Körper besser zu kontrollieren.
Variationen gibt es bei dieser Stellung mehr als genug. Sie kann ihre Beine anwinkeln, ausstrecken, den Winkel der Beinstellung sowohl längs als auch quer zu ihrem Körper verändern, ein Kissen unter ihr Becken legen und vieles mehr. Ganz, wie es ihr oder ihm gefällt oder die besten Ergebnisse beim Verzögern seines Höhepunktes bringt. Auch der Mann hat hier einige Möglichkeiten. Er kann beispielsweise ebenfalls die Beine anwinkeln, so dass er mit gespreizten Beinen vor ihr kniet, und dann in sie eindringt. Die oben abgebildete Stellung hat aber den Vorteil, dass sie für ihn körperlich etwas anstrengender ist

und somit auch wiederum den Orgasmus leicht verzögert. Steigern kann er diese Anstrengung noch, indem er in den Liegestütz geht. Hier gilt es für jeden, seine Vorlieben, Möglichkeiten und Lieblingsvariationen herauszufinden.

C) Hündchenstellung

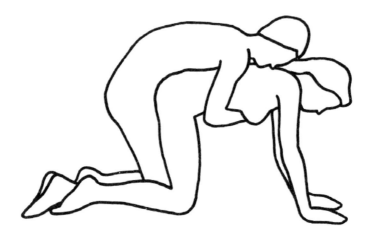

Bild 5: Hündchenstellung

Sie kniet mit aufgestützten Armen auf dem Boden und er hinter ihr. Neben all den Stellungsvarianten gibt es im Wesentlichen zwei unterschiedliche Methoden.

1. Sie macht ein Hohlkreuz, geht mit dem Oberkörper nach unten, nimmt die Beine auseinander und streckt ihre Hintern heraus. Somit ist, wie schon in den vorangegangenen Stellungen, ein möglichst reibungsarmer Verkehr möglich. Anfangs sollte der Mann seine Hände „im Zaum halten" und nur das berühren, was ihn nicht noch mehr in Fahrt bringt. Sprich, manche Männer mögen es, dabei die Brüste der Partnerin zu kneten. Es gilt vorrangig, die Erregungskurve so langsam wie möglich ansteigen zu lassen. Hat man dann etwas mehr

Übung und Kontrolle, kann man nach und nach seinen Bedürfnissen freien Lauf lassen.

2. Sie macht einen Buckel und zieht den Hintern etwas ein. Diese Stellung verhindert, dass man(n) vollkommen eindringen kann. Einige Männer berichten, dass sie für den vollkommenen Genuss beim Sex mit dem gesamten Glied in die Frau eindringen müssen. Verhindert man das, ginge ein Teil der starken Erregung zurück. Dies macht man sich hierbei zunutze. Besagte Männer sind nicht mehr so stark erregt und der Sex dauert länger an.

D) abgewandelte Missionarsstellung Variante 2

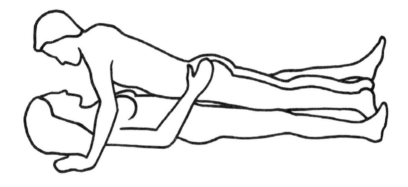

Bild 6: Missionarsstellung 2

Sie liegt unten, hält aber ihre Beine durchgestreckt. Er liegt auf ihr, ohne dass sein ganzes Gewicht auf ihr lastet. Er geht in eine Art Liegestütz und bewegt nicht nur sein Becken, sondern den ganzen Körper rhythmisch. Bei dieser Stellung ist es ebenfalls Ziel, ihn nicht vollkommen eindringen zu lassen. Das Eindringen würde bei angewinkelten Beinen der Frau sehr viel leichter fallen, was in dieser Form bei gefühlvollem Sex eher nicht der Fall ist. Bei ihm führt das zu einer verminderten Erregung und seine Kraftanstrengung trägt ebenfalls zu einer Verzögerung des Orgasmus bei.

Diese Stellung eignet sich jedoch eher für Männer, die einen erhöhten Lustgewinn bei vollkommenem Eindringen haben. Auch hier gilt es, im Vorfeld herauszufinden, wo die eigenen Bedürfnisse liegen und was ihn am meisten erregt.

Kapitel 7: Hilfsmittel

Für alle nachfolgend beschriebenen Hilfsmittel gilt: beginnt langsam und mit möglichst viel Genuss und Spaß am Probieren. Sie sind neu, ungewohnt und der eine oder andere wird sich bei der ersten Anwendung vielleicht unsicher verhalten. Wer meint, es sei überhaupt nichts für ihn, der soll sich auch nicht genötigt fühlen, es auszuprobieren. Allen Anderen sollte es einen Versuch wert sein.

Penisring

Von Experten oft belächelt als reines Sexspielzeug kann er doch bei manchem Mann die Ejakulation leicht hinauszögern. Voraussetzung hierfür ist, dass die richtige Größe gewählt wird und somit genügend Druck auf die Peniswurzel ausgeübt wird.
Gedacht war der Penisring eigentlich für die Verlängerung der Erektion. Der Rückfluss des Blutes wird verlangsamt und somit „steht er länger". Wichtig bei der Auswahl des Rings ist es, nur Produkte zu kaufen, die für den deutschen Markt zugelassen sind und auf keinen Fall mit Eigenbauten zu experimentieren. Denn dann kann es schnell zu starken Blutstauungen oder gar Verletzungen kommen.
Die Anwendung ist recht simpel. Einfach überstreifen und bis über die Peniswurzel schieben. Mit etwas Übung geht das leicht und vor allem schnell von der Hand. Einen Versuch ist es allemal wert.
Dieses Hilfsmittel eignet sich aber eher für Männer, die eher selten vorzeitig ejakulieren. Es ist nur zur Unterstützung gedacht und kann in Verbindung mit diversen Techniken (siehe Kapitel 9) leicht unterstützend wirken. Für Männer, die stets oder oft vorzeitig zum Höhepunkt kommen, eignet sich der Penisring allein meist nicht.

Gleitmittel

Auch für das Gleitmittel gilt: es ist kein Produkt, welches direkt beim vorzeitigen Samenerguss hilft, sondern sollte eher unterstützend betrachtet werden. Das Prinzip eines Gleitmittels ist die Verringerung der Reibung und als solches kann man es sehr gut in unserem Bereich anwenden. Die Herabsetzung der Reibungsintensität vermindert auch die Reizung der Eichel. Um es in der Sprache eines Homepagebesuchers auszudrücken: „Es flutscht besser und es geht bedeutend länger".

Eine Gleitcreme eignet sich auch besonders gut für die Übungen zur Vorbeugung der vorzeitigen Ejakulation (siehe Kapitel 9). Onanietechniken sind somit „realistischer" zu gestalten, weil die Feuchtheit der Frau simuliert wird. Einfach mit Hilfe von Gleitcreme onanieren und siehe da – es wird schon schwerer, die Ejakulation hinauszuzögern.

Kondome

Viele Männer, die Erfahrung beim Sex mit und ohne Kondom gemacht haben, meinen, dass der reine Akt mit Kondomen etwas länger dauert. Das liegt an der verringerten Gefühlsintensität. Sowohl Feuchte, als auch Wärme der Frau sind durch die Latexhaut nicht so direkt wahrnehmbar, wie das ohne Kondom der Fall wäre und auch die Reibung ist verringert. Einigen Männern vergeht beim Gedanken an das Thema Kondom sogar völlig die Lust auf Sex, weil sie der Meinung sind, die Empfindungen seien nicht die gleichen. Das bezieht sich natürlich auf feste Partnerschaften. Bei wechselnden Sexualpartnern sollte die Benutzung von Kondomen selbstverständlich sein. Das gilt sowohl für die Schwangerschaftsverhütung als auch für die Verhinderung einer möglichen Ansteckung mit Geschlechtskrankheiten.

Ein Besucher der Webseite ist sogar auf die Idee gekommen, gleich zwei Kondome übereinander zu benutzen. Er sprach von einer kurzzeitigen Besserung, aber gleichzeitig von einer „nervigen Fummelei" und einem ständigen Abrutschen der Kondome. Diese Methode eignet sich nicht, wenn ihr mit Kondom verhütet und/oder eine Ansteckung mit Geschlechtskrankheiten verhindern wollt. Da Kondome nicht für die Nutzung „übereinander" entwickelt wurden, besteht die Gefahr, dass sie abrutschen bzw. reißen. Jedoch sind findige Hersteller auf den Gedanken gekommen, spezielle Kondome für dieses Problem zu entwickeln. Ich möchte hier keine Werbung machen, weiß aber, dass einige daran brennend interessiert sind. Nennen möchte ich daher zwei Kondome: „Durex® Performa", ein Kondom mit leicht betäubendem Gel, und „Durex® Ultra Strong", welches eine dickere Wandstärke aufweist.

Beim erstgenannten Kondom befindet sich ein leicht betäubendes Gel an den Innenseiten des Kondoms und nach dem Überziehen beginnt die Wirkung. Die Empfindlichkeit der Eichel wird verringert und somit die Wahrnehmung von Reizen vermindert. Somit ist ein längerer Akt möglich.

Das zweite Kondom hat den einfachen Vorteil einer stärkeren Wanddicke. Die Empfindungen sind nicht so intensiv wahrnehmbar und laut Aussagen einiger Nutzer sind so auch stärkere Bewegungen über einen längeren Zeitraum möglich.

Selbstverständlich hat die Wirkung dieser Kondome ihre Grenzen, denn jeder Mann und jede Situation sind anders, aber man(n) sollte es auf jeden Fall ausprobieren. Empfehlenswert ist die Kombination aus beispielsweise einer ruhigen Atemtechnik, einer geeigneten Stellung und eines dieser Kondome.

Es gibt noch einen wichtigen Aspekt bei der allgemeinen Anwendung von Kondomen. Es gibt Männer, bei welchen allein das Wort Kondom oder das Ansehen ein bestimmtes Szenario auslöst – entweder ein gewisser Leistungsdruck oder eine zu große Vorfreude. So gibt es zwei Bilder: „Jetzt darf ich nicht schlapp machen", „bloß nicht zu früh kommen" oder aber „Jetzt gibt es Sex, gleich dringe ich ein ...". Sollte das so sein, und da sollte jeder Mann intensiv in sich hineinhorchen, dann gilt es, erst einmal diese Barrieren zu durchbrechen und das Kondom mit ins Liebesspiel einbeziehen. Probiert einfach mal etwas anderes aus: die Frau rollt das Kondom über den Penis, vielleicht sogar mit dem Mund oder es wird mit dem Kondom herumgealbert. Da gibt es kein Patentrezept – jedes Paar muss das für sich selbst herausfinden. Sollte all dies gar keinen Erfolg versprechen, sollte man die Verhütungsmethode überdenken. So gibt es da ja noch die Pille, Zäpfchen, Gels, Schaumpräparate, Spritzen, Verhütungsringe, Spirale, Verhütungsstäbchen usw. Das Diaphragma ist für solche Männer ebenso ungeeignet, da es, wie das Kondom, einen bestimmten

Leistungsdruck oder aber verstärktes Verlangen hervorrufen kann. Es zeigt sich immer wieder, dass eine entspannte Atmosphäre und eine absolut ungestörte Erotik für die Lösung dieses Problems an oberster Stelle stehen. Sollte die Frau die Pille vertragen, so eignet sich diese am besten. Die Einnahme muss ja nicht zu einem Dauerzustand werden. Wenn Mann gelernt hat, in entspannter Atmosphäre ohne Gedanken an Verhütungsmittel Sex zu haben, wird sich das auch auf einen späteren Sex mit Kondom o.ä. auswirken. Kein Stress, keine Hektik und keine Gedanken an Verhütung oder Probleme – dies schafft die wichtigsten Voraussetzungen für besseren Sex beiderseits.

An dieser Stelle gleich mal der Hinweis, dass es eine Vielzahl von Kondomen gibt. Einige von ihnen können aufgrund ihres Aufbaus zu einem schnelleren Orgasmus der Frau führen. Das hilft zwar nicht bei vorzeitiger Ejakulation, kann aber bei beidseitiger Experimentier-freude zu mehr Spaß im Bett führen. Weiterhin gibt es für all diejenigen, die den Latexgeruch nicht mögen, mittlerweile auch geruchsneutrale Kondome.

Sprays, Gels

Im Laufe der Zeit wurden viele Mittel entwickelt, um der vorzeitigen Ejakulation vorzubeugen. So auch einige Sprays, Gels und Cremes, die die Empfindsamkeit des Penis, insbesondere der Eichel herabsetzen sollen. Ähnlich wie die Spezialkondome wirken auch hier leicht betäubende Substanzen. Die Anwendung dieser ist nicht sehr erotisch und es bedarf einer gewissen Einwirkzeit, aber diese Mittel können durchaus Erfolge vorweisen, sind also auf jeden Fall einen Test wert. Einige Besucher, die lange Zeit von Sexualtherapeuten behandelt wurden, berichten, dass diese Betäubungssprays u.ä. eher belächeln. Nun gut, diese Mittel beheben die Symptome, nicht die Ursache. Das stimmt schon, aber wenn man durch eine vorübergehende Beseitigung der Symptome das Problem aus einem anderen Blickwinkel sehen kann, sollte man diesen Mitteln keinesfalls ihre Daseinsberechtigung absprechen. Nur mal ein Beispiel: Mann X. ejakuliert zu früh und erlebt immer wieder das gleiche Szenario, baut somit Spannungen und Ängste auf und steht beim Sex immer unter selbst auferlegtem Leistungsdruck. Mit einem Betäubungsgel kann man diesen Kreislauf durchbrechen und er kann vielleicht zum ersten Mal einen längeren Geschlechtsakt erleben. Das Selbstbewusstsein wächst und er kann dann beginnen, das Gel-unterstützt Erlernte auf einen Sex ohne Hilfsmittel zu projizieren.

Hinweis: bei Verwendung leicht betäubender Substanzen sollte man ein Kondom verwenden. Ansonsten läuft man Gefahr, durch Übertragung auf Scheide und Klitoris das Lustempfinden der Frau ebenfalls zu reduzieren, denn auch die Nervenenden der Frau reagieren auf diese Mittel.

Dildos

Jeder Mensch hat einen individuellen Körperbau. Ein Grund, warum der Mann sehr schnell zum Orgasmus kommt, könnte auch sein, dass die Frau sehr eng gebaut ist. Wichtig wäre hier, das Vorspiel zu verlängern, so dass sie so entspannt wie möglich ist und er auch so langsam und vorsichtig wie möglich eindringt. Damit verringert er auch Reibung und Druck auf den eigenen Penis. Es gibt Paare, die haben aus dieser „Not" ihren eigenen Weg entwickelt. Sie benutzen vor dem eigentlichen Akt einen Dildo, führen diesen behutsam in sie ein und sorgen somit dafür, dass sich die Vagina erweitert. Beim nachfolgenden Akt ist das Druckgefühl auf den Penis sehr viel geringer und der Partner ejakuliert im Optimalfall später.

Erotikvideos

Da kommen wir zu einem umstrittenen, aber auch vernachlässigten Thema. Wer eine Abneigung gegen erotische Filme hat (die Rede ist hierbei nicht von Pornographie), der kann diesen Teil selbstver-ständlich überspringen.

Im Kapitel 9 werden spezielle Übungen vorgestellt. Unter anderem eine Übung, bei welcher ihr lernen könnt, mit einer Onanietechnik auch im realen Liebesspiel zu bestehen. Das Ganze ist allerdings nur die erste Stufe und es gilt, zusätzlich eine „virtuelle Realität" im Kopf zu erzeugen. Das reine Onanieren ist dem Mann bekannt und er weiß ziemlich genau, wie er „zum Ziel kommt". Er lernt so aber nicht, wie er unter Einbezug weiterer Reize, wie dem visuellen und akustischen, Herr der Lage wird. Das ist aber sehr wichtig, denn beim realen Sex ist er auch diesen Reizen ausgesetzt, lediglich der haptische Reiz (der Partnerin) kommt hinzu.

Ich möchte hier nicht die Pornoindustrie unterstützen, die ja in Teilen zu einer Zunahme des Problems beiträgt, weise aber dennoch daraufhin, dass es eine Auswahl an Filmen gibt, die für die Onanieübungen geeignet sind, gleichwohl aber nicht das Superhengst-Klischee bedienen. Diese Filme sind erotisch anregend und eignen sich somit sehr gut dazu, eine realistischere Situation zu schaffen, um somit mit Onanietechniken seinen Höhepunkt wirkungsvoll hinauszögern zu lernen. Der Mann kann üben, seinen Drang in geordnete Bahnen zu lenken, während verschiedene erotische Reize auf ihn einwirken. Klappt´s nicht beim ersten Mal, kann er so oft wiederholen, wie er möchte.

All die beschriebenen Produkte dieses Kapitels kann man, wenn man sich öffentlich nicht traut, auch ganz einfach via Internet bestellen. Mehr Infos zu Produkten und diskretem Versand gibt es auf www.vorzeitige-ejakulation.de unter „Shop".

Kapitel 8: Denkmuster

Zunächst sollte man sich einmal klarmachen, dass ein schneller Erguss von Natur aus so vorgesehen ist und sozusagen eine biologische Programmierung aus Urzeiten darstellt. Der Mann hat die Sippe zu schützen und zu verteidigen – beim Geschlechtsakt ist er aber abgelenkt und sowohl seine Familie als auch er selbst ohne Schutz. Somit wird klar, dass der Akt so schnell wie möglich beendet werden musste. Insofern könnte man den vorzeitigen, schnellen Erguss durchaus als sehr männliches Verhalten werten.

Den meisten Männern (und wohl auch den Frauen) würde so ein Gedanke aber vermutlich gar nicht in den Sinn kommen. Die Definition dessen, was männlich ist, hat sich eben stark geändert. Wahrscheinlich sehen deshalb viele Männer den vorzeitigen Samenerguss als ein kaum überwindbares Problem an, das häufig nicht nur ihr Sexualleben, sondern auch andere Lebensbereiche überschattet. Glück und innere Zufriedenheit werden am „Gelingen oder Scheitern" des Aktes festgemacht. Unter solch einem Erwartungsdruck sind aber keine „Bestleistungen" möglich, was die Sache immer weiter verschlimmert. Letztlich geht der Frust womöglich soweit, dass die gesamte Grundeinstellung negativ geprägt ist. Alle Gedanken drehen sich nur noch um dieses Problem. Häufig entwickelt sich ein gedanklicher Teufelskreis und es kommt zu so genannten „sich selbst erfüllenden Prophezeiungen". Das bedeutet, man malt sich aus, wie eine Situation (negativ) verlaufen wird und legt dann unbewusst ein solches Verhalten an den Tag, dass sich die Voraussage tatsächlich erfüllt. Dadurch fühlt man sich wiederum in seinem Denkmuster bestätigt.

Im konkreten Fall heißt das: wenn man sich häufig sagt „Es ist jedes Mal das Gleiche, ich werde auch heute wieder zu früh kommen", dann ist die Wahrscheinlichkeit recht hoch, dass das tatsächlich passiert. Warum? Einfach, weil man gar nicht versucht, dem Ganzen entgegenzuwirken und man sich entsprechend der Voraussage verhält. Das Eintreten der Voraussage bestätigt dann wieder, dass man mit der Prognose richtig liegt und anscheinend wirklich ein totaler Versager ist. Durch solche negativen Gedanken fühlt man sich wiederum schlecht, was letztlich die Aussichten auf ein positives Erlebnis schmälert.

Diesen Teufelskreis könnt ihr durchbrechen, wenn ihr lernt, negative und selbstzerstörerische Gedanken zu kontrollieren, sie zu relativieren – eure Denkmuster also positiver gestaltet.

Zunächst sollte man bei den eigenen Grundüberzeugungen ansetzen (ANDRÉ/LÉGERON). Was denke ich über mich, wie gehe ich in Gedanken mit mir selbst um? Diese Fragen sollen euch helfen, die eigenen Gedanken zu beobachten, sie sich bewusst zu machen – vor allem die negativen! Neigt ihr vielleicht dazu, euch bei Fehlern innerlich lange und heftig niederzumachen oder euch lange zu ärgern?

Außerdem solltet ihr überlegen, wie ihr das eigene Zu-früh-Kommen bewertet. Wie sehr stört es euch selbst? Wie lange sollte nach eigener Überzeugung befriedigender Sex dauern? Was denkt ihr, welche Auswirkungen es auf die Partnerschaft hat? Was, glaubt ihr, denkt die Partnerin darüber usw.? Wie bereits angesprochen, ist Ehrlichkeit sich selbst gegenüber dabei wichtigste Voraussetzung.

Vielleicht denkt ihr „Ich bin ein Versager, ich komme einfach immer zu früh" oder „Ein guter Liebhaber kann mindestens 20 Minuten durchhalten – ich bin dagegen ein totaler Looser" oder „Ich werde meine Partnerin nie richtig befriedigen und irgendwann wird sie mich deshalb verlassen ...". Egal, was euch nun genau an negativen Gedanken durch den Kopf geht – macht euch all dies bewusst. Aber haben diese Gedanken euch bisher in irgendeiner Weise eurem Ziel, den Sex länger zu genießen, näher gebracht? Führen sie nicht eher dazu, noch weniger Vertrauen in eure männlichen Qualitäten zu haben und letztlich zu glauben, ihr könnt euer Ziel nie erreichen?

Es sollte also darum gehen, sich der eigenen Gedanken zum Problem bewusst zu werden und gezielt destruktive Denkmuster zu ändern.

Hilfreich kann auch das Gespräch mit eurer Partnerin sein. Hier könnt ihr klären, wie sie die Situation sieht und ihr dieselben Fragen stellen, die ihr für euch bereits beantwortet habt. Mit den Antworten eurer Partnerin könnt ihr eventuell bestimmte eurer Gedankengänge in neue Bahnen lenken.

Wichtig ist vor allem: nehmt ernst, was euer Partner sagt! Manche neigen dazu, positive Botschaften abzulehnen, gerade so, als wollten sie sich gar nicht umstimmen und von ihren negativen Gedanken abbringen lassen. Das kann für den Partner, der gerade ehrlich geantwortet hat, sehr verletzend sein.

Wenn ihr euch nach diesen Schritten über eure Gedanken im Klaren seid (sie vielleicht aufgeschrieben habt), könnt ihr daran gehen, bestimmte Einschätzungen in neue Bahnen zu lenken.

Es ist wichtig zu begreifen, dass Probleme zwar einerseits belastend sind, andererseits aber auch die Chance bieten, etwas hinzuzulernen und sich weiterzuentwickeln. Hier wird deutlich: man kann Dinge unter verschiedenen Blickwinkeln sehen und erhält jedes Mal ein anderes Bild der Situation. Wenn ihr es schafft, euer Problem aus mehreren Perspektiven zu betrachten, merkt ihr, dass es nicht nur negative Aspekte hat. Ein Beispiel, wie so ein neuer Blickwinkel aussehen kann, findet ihr zu Beginn dieses Kapitels – nämlich dass der schnelle Erguss von Natur aus so vorgesehen ist. Des Weiteren kann man es auch als Kompliment an die Frau betrachten, da ihre Attraktivität ihn so sehr erregt.

Es ist darüber hinaus auch von Bedeutung, eure Idealvorstellungen kritisch zu hinterfragen. Wie in Kapitel 1 angesprochen, sind diese häufig sehr stark durch die Medien geprägt. Macht euch klar, dass die dort gezeigte Realität nur wenig mit dem „wahren Leben" gemeinsam hat. Macht euch außerdem klar, dass Veränderungen nur in wenigen Fällen über Nacht geschehen. Meist geht es Schritt für Schritt und man benötigt Zeit und Geduld, um alte Gewohnheiten abzulegen und sein Ziel zu erreichen. Es kann dabei sehr hilfreich sein, Zwischenziele einzubauen, die ihr nach und nach erreicht. Auf diese Weise habt ihr häufiger Erfolgserlebnisse, die euch motivieren, euren Weg weiterzuverfolgen.

Diese Art des positiven Denkens ist ein erster Schritt und hilft, den eigenen Weg trotz mancher Rückschläge unbeirrt weiterzuverfolgen und so lange zu probieren, bis ihr mit dem Ergebnis zufrieden seid. Man könnte auch sagen, es ist ein guter Ausgangspunkt für alle weiteren Schritte.

Bitte beachtet: es geht nicht darum, eure Situation schönzureden oder das Problem mittels „Vogel-Strauß-Methode" (Kopf in den Sand) zu ignorieren.

Positives Denken hat zwei Ziele. Zum einen soll es eine weniger negative Grundeinstellung erzeugen, damit gefürchtete Situationen entspannter und damit besser gemeistert werden können. Denn wie bei den sich selbst erfüllenden Prophezeiungen angesprochen, wirkt sich eure Einschätzung einer Situation auf euer Verhalten aus. Das heißt: eine unangenehme Situation kann mit einer anderen, weniger negativ geprägten Voreinstellung zukünftig anders verlaufen. Wenn ihr wisst, eure Partnerin steht trotz der Probleme zu euch, seid ihr wesentlich entspannter, was sich auch auf euer Verhalten auswirkt. Zum anderen dient es dazu, euch gedanklich dahingehend zu ermutigen, dass ihr Maßnahmen gegen euer Problem ergreift und euer Schicksal selbst in die Hand nehmt. Ihr habt es immer in der Hand, zukünftig etwas am Sex zu verändern und Neues auszuprobieren. Es kann euch zwar niemand kann garantieren, dass ihr mit dieser oder jener Methode Erfolg habt. Wenn ihr es aber gar nicht probiert, wird sich an eurem Problem mit Sicherheit nichts ändern.

Es gibt eine Reihe von Autoren, die Techniken zum positiven Denken beschreiben. Ein Weg sind positive Selbstgespräche oder Gedankenformeln, die helfen sollen, dass nach und nach freundlichere, positive Gedanken an die Stelle der negativen Gedanken treten. Hier einige Beispiele (HELMSTETTER), wie solche Formeln aussehen können: „Ich habe nie Angst davor, etwas zu probieren", „Ich akzeptiere meine Misserfolge und wende meinen Blick nach vorn", „Ich verbringe mein Leben nicht damit, ständig über die Misserfolge der Vergangenheit nachzudenken. Ich akzeptiere sie, lerne aus ihnen. Dadurch komme ich heute besser mit dem Leben zurecht."

Natürlich sollte man nicht zwanghaft auf Bücher vertrauen, sondern vor allem, wie oben beschrieben, eigene Gedanken entwickeln. Manchem mag es helfen, sich vorzustellen, sie sollen einem guten Freund gut zusprechen. Das funktioniert manchmal besser, da man mit sich selbst sehr streng ist, bei anderen aber eher zur Nachsicht neigt.

Eines möchte ich in aller Klarheit sagen: man kann mit keiner noch so positiven Denkweise verhindern, im Leben mit Problemen konfrontiert zu werden. Es geht beim Ändern der eigenen Denkmuster nicht darum zu lernen, wie man seine Probleme wegdenkt. Vielmehr kann es helfen, Probleme (in welchen Bereichen auch immer) leichter und schneller zu lösen. Wenn man aufhört, sich mit negativen Gedanken zu blockieren und stattdessen aktiv beginnt, sich auf die Lösungswege zu konzentrieren, dann stehen die Chancen für eine positive Veränderung recht gut.

Kapitel 9: Techniken

Seit Anbeginn der Untersuchungen auf dem Gebiet der vorzeitigen Ejakulation versuchte man, Techniken zu entwickeln, um entweder mehr Kontrolle über den Samenerguss zu erlangen oder diesen zu unterdrücken. Fünf der wichtigsten Übungen sind nachfolgend beschrieben. Auch für diese gilt, dass sie kein Garant für einen langfristigen Erfolg sind. Dennoch werden diese von den meisten Sexualtherapeuten empfohlen und man sollte die Chance nutzen, vielleicht mit einer der Übungen seinen persönlichen Ausweg zu finden.

A) Stop-Start-Methode (SEMANS, ZILBERGELD)

Diese Methode wurde von James Semans entwickelt. Es handelt sich um eine Masturbationsübung mit der Zielstellung, über das Erlernen einer besseren Ejakulationskontrolle beim Onanieren eben diese auch auf den Geschlechtsverkehr zu übertragen.

Zuerst sollte man für sich ohne Hilfsmittel und äußere Reize 15 Minuten onanieren, sprich am besten allein im eigenen Bett. Beginnt einfach, euch selbst zu stimulieren und befriedigt euch bis kurz vor den Orgasmus. Dann stoppt ihr das Onanieren und wartet, bis die Erregung wieder etwas nachlässt. Manche Männer beginnen bereits kurz darauf, die Erektion zu verlieren. Wenn das so ist, könnt Ihr ganz langsam weiter stimulieren (aber nur zur Erhaltung der Erektion) oder aber ihr stimuliert euch wieder ganz neu, wenn die Erektion vollkommen abgeklungen ist. In den meisten Fällen jedoch geht lediglich die Erregung etwas zurück und man kann nach ca. zehn Sekunden bis einer Minute wieder bis kurz vor den Orgasmus onanieren. Das „kurz vor" ist schwer zu definieren. Mit Hilfe dieser Methode könnt ihr aber sehr gut herausfinden, wann es soweit ist und solltet ihr mal ungewollt einen Erguss haben, ist das völlig in Ordnung. Ihr solltet lediglich versuchen, danach in euch zu gehen und den Zeitpunkt genauer einzugrenzen. Wichtig ist, dass ihr euch nichts vorwerft, sondern es als Entwicklungsprozess betrachtet. Im Laufe der Zeit findet ihr den genauen Punkt heraus. Ihr solltet es schaffen, anfangs etwa zehn Minuten und später etwa 20 bis 30 Minuten mit Unterbrechungen zu onanieren, ohne einen Samenerguss zu bekommen.

Wenn ihr das erreicht habt oder vielleicht seit jeher konntet, könnt ihr mit einigen Variationen weiterverfahren. Diese Variationen sind wesentlich effektiver, können aber erst angewandt werden, wenn die eben beschriebenen Grundlagen vorhanden sind. Versucht nach und nach, die Pausen durch langsameres Onanieren zu ersetzen, bis ihr 15 Minuten ohne Unterbrechung schafft. Danach beginnt ihr langsam, die Realitätsnähe zu steigern. Die meisten Männer empfinden es nicht als allzu schwer, ihren Orgasmus bei der Selbstbefriedigung hinauszuzögern, was sich in Anwesenheit einer Frau jedoch schnell ändert. Es gilt jetzt, all die Reize, die beim Sex auf euch einwirken, nach und nach mit einzubauen.

Begonnen werden kann mit einem haptischen Reiz, z.B. der Feuchtheit der Frau. Diese kann man gut mit Gleitcreme simulieren. Auch hier sollte man, wie in vorangegangener Übung beschrieben, mindestens 20 Minuten schaffen und nach und nach versuchen, die Unterbrechungen zu minimieren.

Hat man auch diese Variante gut im Griff, kann man weitere Reize hinzufügen. Zu den haptischen Reizen können jetzt noch optische und akustische Reize hinzukommen. Wie schon im Kapitel 7 „Hilfsmittel" beschrieben, können ausgesuchte Erotikvideos dabei durchaus herangezogen werden. Hierbei solltet ihr lediglich darauf achten, ob ihr Erotikvideos mögt oder nicht, und dass man die richtigen Videos verwendet. Schaut man sich einen klassischen Porno an, kann der zwar durchaus die männlichen Phantasien beflügeln, aber auch gleichzeitig für Zweifel an der eigenen Männlichkeit sorgen. Es gibt auf www.vorzeitige-ejakulation.de Empfehlungen für Filme, die nach ästhetischeren Gesichtspunkten gedreht sind und auch auf Frauen ansprechend wirken. Man hat so die Möglichkeit, auch die eigene Partnerin mit hinzuzuziehen, ohne dass sie sich angewidert zeigt. Auch hier sollte man wieder beginnen zu onanieren und möglichst mit wenigen Unterbrechungen einen längeren Zeitraum ohne Erguss „überstehen". Ich schreibe bewusst „überstehen", da man hier der Realität schon sehr viel näher kommt als beim einfachen

Onanieren ohne Hilfsmittel. Genau wie beim realen Sex wirken jetzt viele Faktoren auf den Mann ein und es fällt zusehends schwerer, die Ejakulation zu kontrollieren. Nach Berichten der Männer, die das ausprobiert haben, braucht es so sehr viel mehr Geduld zum Erreichen der Ziele, als bei den vorangegangenen Onanieübungen. Wer jedoch eben diese Geduld zeigt, kann seinem Ziel der Ejakulationskontrolle in großen Schritten näher kommen.

Es gibt aber noch eine weitere Steigerung dieser Techniken, nämlich den Einbezug der Partnerin. Man kann die Partnerin selbstverständlich von Anfang an in jede Übung mit einbeziehen. Dem spricht nichts entgegen, allerdings sollte sie sich anfangs sehr passiv verhalten, um die Erregung bei den Übungen nicht noch zusätzlich zu steigern. Hat man eine verständnisvolle Partnerin, kann diese nun den Part des Befriedigens übernehmen. Vorerst sollte sie dies mit den Händen tun. Für den Mann gestaltet sich die Übung jetzt schwieriger, da die Nähe der Frau gemeinhin zu einer starken Erregungssteigerung führt – die Partnerin lernt dabei, wann bei ihm die Ejakulation einsetzt. Dieses wiederum kann auch später in die Sexualität einfließen. Sie stimuliert ihn bis kurz vor dem Orgasmus (er sagt ggf. „Stop!") und hält inne, bis seine Erregung etwas abflacht und danach stimuliert sie weiter. Hierbei sollten mindestens zehn bis 15 Minuten erreicht werden und um das Ganze noch zu steigern, kann die Partnerin auch oral befriedigen. Dies sollte man allerdings erst ganz zum Schluss anwenden, da eine orale Stimulierung des Penis auf den Mann meist einen sehr starken Reiz ausübt. Anzumerken ist noch, dass eine bewusste ruhige Atmung des Mannes wesentlich zum Erfolg dieser Übungen beiträgt. Auch sollte man diese Übungen nicht wie Schulaufgaben abarbeiten, sondern gemeinsam genießen und man kann sich durchaus auch mal gehen lassen. Schließlich soll das Ganze das intime Miteinander fördern und nicht einzwängen.

B) Beckenbodenübung nach Kegel (ZILBERGELD)

Bei dieser Übung kommt es darauf an, die Beckenbodenmuskeln zu trainieren, um später den Erguss kontrolliert hinauszögern zu können. Die Theorie ist, dass man(n) kurz vor dem Orgasmus diese Muskeln im Wechsel anspannt, um damit den Erguss zu verhindern oder zumindest zu verzögern. Weiterhin geht es um ein bewusstes Wahrnehmen dieser Körperregionen.

Die Beckenbodenmuskulatur besteht aus drei Schichten von insgesamt ca. fünf Zentimeter Dicke. Sie wird wenig beachtet, gehört aber zu den wichtigsten Muskelgruppen im Körper.

Die Übung kann man eigentlich überall ausführen und sie gestaltet sich wie folgt. Konzentriert euch auf euren Schließmuskel bzw. auf den Muskel, mit welchem ihr euren Urinstrahl unterbrechen könnt. Spannt diesen einfach mal an. Merkt ihr ihn? Begebt euch einfach in eine für euch bequeme Position, das kann stehen, liegen oder sitzen sein, spannt diesen Muskel kurz an und entspannt ihn wieder. Jetzt einfach 20 Mal hintereinander an- und wieder entspannen. Das macht ihr jetzt einige Tage lang zwei- bis dreimal täglich, bis ihr 80 – 100 Stück schafft. Ihr werdet sehen, dass es euch Tag für Tag leichter fällt. Später geht ihr dann dazu über, die Spannung einige Sekunden zu halten und dann wieder zu entspannen. Beginnt wieder mit 20 und steigert die Anzahl der Anspannungen im Laufe der Zeit auf ungefähr 50 mehrmals täglich. Das Praktische an dieser Übung ist, dass man sie nahezu überall durchführen kann. Wichtig dabei ist nur, dass man sich auf die Beckenbodenmuskeln konzentriert und nicht unbewusst auch andere Muskelgruppen anspannt.

Beim nahenden Orgasmus spannt man(n) jetzt die Beckenboden-muskeln langanhaltend an. Dadurch kann die Ejakulation teilweise oder sogar ganz unterbunden werden. Ein positiver Nebeneffekt ist, dass er sich auf das Anspannen konzentriert und etwas abgelenkt wird. In Berichten Betroffener sieht es meist so aus, dass es mit dieser Übung nur möglich ist, den Erguss einige Sekunden hinauszuzögern, nicht jedoch ganz zu verhindern. Einen Versuch ist es jedoch allemal wert, nicht zuletzt, um durch ein direktes Steuern dieser Muskelgruppe das Körperbewusstsein zu verbessern.

Positiv anzumerken sind noch zwei Dinge. Zum einen eignet sich diese Übung auch sehr gut für Frauen. Viele berichten über ein gesteigertes Empfinden und von häufigeren Orgasmen nach einem Becken-bodenmuskel-Training und darüber, dass sie dadurch den Penis beim Akt aktiver stimulieren können. Zum anderen trägt die Beckenbodenmuskulatur auch zu einer aufrechteren Haltung bei. Wird sie gut trainiert, beugt sie somit auch der Volkskrankheit Rückenschmerz vor.

C) Drucktechnik 1 - „Squeeze-Technik" (MASTERS/JOHNSON)

Bei dieser Übung kommt es darauf an, kurz vor dem Orgasmus des Mannes mit der Stimulation aufzuhören bzw. den Akt zu unterbrechen und sie oder er drückt mit Daumen und Zeigefinger den Penis ab. Bei manchen Männern genügt ein kurzes ruckartiges Abdrücken, bei manchen sollten es einige Sekunden sein. Der beste Druckpunkt befindet sich kurz hinter der Eichel (Bild 7).

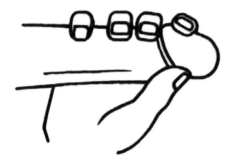

Bild 7: Drucktechnik

Dabei ist zu beachten, dass man möglichst mit dem Daumen die Harnröhre abdrückt, um somit den Ejakulationsdrang zu vermindern. Eine gute Voraussetzung für diese Übung ist ein vollkommen steifes Glied, denn nur bei diesem kann man mit der entsprechenden Kraft zudrücken. Man sollte während der ersten Versuche versuchen herauszufinden, wie stark der optimale Druck sein muss bzw. darf. Bei nicht vollständig steifem Penis sollte man nicht so stark zudrücken. Das Drücken sollte etwas sanfter, aber dafür länger erfolgen. Nach erfolgtem Zusammenpressen sollte man gleich weiter mit dem Sex fortfahren und ggf. das Ganze wiederholen, je nachdem, wie lange der Sex dauern soll. Ich möchte noch darauf hinweisen, dass es durchaus möglich ist, dass einige Männer beim starken Abdrücken ihre Erektion verlieren. Das kann durchaus passieren. Einfach wieder stimulieren und mit dem Liebesspiel fortfahren.

D) Drucktechnik 2 (CHANG)

In China verwendet man eine andere Art der Drucktechnik. Diese ist etwas leichter zu handhaben und auch ohne den Penis herauszuziehen. Sobald er merkt, dass in ihm der Drang zu ejakulieren wächst, hält er kurz inne und drückt für einige Sekunden auf den Damm. Dieser befindet sich zwischen Hodensack und After und kann in fast jeder Stellung erreicht werden. Durch den Druck geht der Ejakulationsdrang zurück. Einige Sekunden sollte man jetzt noch innehalten und kann dann langsam mit dem Akt fortfahren.

Diese Technik eignet sich sehr gut für Paare, die noch nicht so gut aufeinander eingespielt sind, da der Mann das Abdrücken selbst übernimmt und sich der Penis im Falle einer zurückgehenden Erektion noch in der Vagina befindet. So kann man einfach wieder zum Akt übergehen, da sich der Penis durch die Stoßbewegungen schnell wieder mit Blut füllt und/oder die Partnerin diesen mit ihrer Beckenbodenmuskulatur stimuliert.

E) Zeitlupensex

Die beiden folgenden Übungen lassen sich mit einer Drucktechnik kombinieren oder aber auch separat ausführen, je nachdem, wie sicher man sich dabei fühlt.

Variante 1: Innehalten

Hierbei geht primär darum, die Auf- oder Erregung des Mannes etwas zu dämpfen, wenn der Penis in die Nähe der Vagina gelangt. Man(n) hält kurz vor dem Eindringen nahe der Vagina inne und genießt einfach die anregende Situation. Dabei gilt es für beide Partner, Geduld aufzubringen. Merkt man(n), dass ihn das schon zu sehr erregt, ist eine kleine Pause empfehlenswert, das heißt, er entfernt sich wieder von der Vagina. Nach einiger Zeit kann man diese Position einfach wiederholen. Spielt die Nähe des Penis zur Vagina keine so große Rolle (mehr), dringt ihr sehr langsam ein und bewegt euch dann für längere Zeit nicht. Versucht einfach nur, euch an die Situation in der Frau zu gewöhnen und mehr und mehr entspannt zu genießen. Merkt ihr jetzt, dass eure Erregung nachlässt, was je nach Situation einige Sekunden bis Minuten dauern kann, bewegt ihr euch wieder etwas und sobald die Erregung sehr stark wird, braucht ihr lediglich innezuhalten und abzuwarten. Mit einer verständigen Partnerin und einigen Tagen/Wochen Geduld könnt ihr lernen, eure Anspannung und Aufregung vor oder während des Eindringens zu dämpfen und später besser zu kontrollieren. Der Angst vor einem Rückgang der Erektion kann eure Partnerin auch hier durch gezielte Beckenbodenmuskel-Bewegungen entgegenwirken.

Bei Erfolg geht ihr dann fließend in Sex über, erst in sehr langsamen Bewegungen und dann, wie es euch gefällt. Für den Anfang ist auch der Wechsel der Stoßgeschwindigkeiten empfehlenswert oder die Variation, beim Sex den Penis nach jedem Eindringen einfach wieder herauszuziehen, zehn bis 20 Sekunden zu warten und dann wieder einzudringen. Je nach Empfinden dringt man mit Unterbrechungen nur einmal, zweimal, dreimal oder auch öfter ein. Durch die Pausen wird die Stimulation etwas gedämpft. Dieses Spiel kann für beide sehr erregend sein und im Laufe der Zeit lernt man, die Körpersignale besser zu deuten und seine Bewegungen dem Ejakulationsdrang anzupassen.

Variante2: In der Ruhe liegt die Kraft

In der westlichen Welt versteht man unter Sex eher ein Vorspiel mit nachfolgendem schnellen Penetrieren. Im fernen Osten sieht man dies seit jeher anders. Hier gilt es eher, langsam zu genießen und Erregungszustände zu halten.

Versucht einmal, folgendes zu praktizieren: nicht eindringen, sondern vorsichtig „anklopfen", sprich nur die Penisspitze ganz langsam, Millimeter für Millimeter, einführen und wieder ebenso langsam herausziehen. Praktiziert dies, wenn möglich, ruhig mal über mehrere

Minuten. Nach und nach könnt ihr nun immer tiefer eindringen, aber beachtet, dass dies wirklich nur in Zeitlupe geschieht. Seid ihr vollkommen von eurer Partnerin aufgenommen, verharrt ihr eine Weile, atmet langsam und tief und beginnt jetzt, den Penis wiederum sehr langsam herauszuziehen und wieder einzuführen. Der wichtigste Teil dieser Übung ist und bleibt das Zeitlupentempo. Wenn ihr merkt, dass es euch zu sehr erregt, einfach innehalten und etwas „abkühlen". Die sehr langsamen Bewegungen werden von vielen Frauen als äußerst luststeigernd empfunden. Auch können sie dann genau sagen, an welcher Stelle sie zum Beispiel die Penisspitze am intensivsten fühlen. Weiß man um diese Stelle, kann man sich dieser mit besonderer Hingabe widmen. Langsamer Sex ist wichtig, um seinen eigenen Körper und den des Partners sowie dessen Reaktionen näher kennen zu lernen. Auch hier kann die Partnerin äußerst effektiv dem Rückgang der Erektion entgegenwirken, indem sie in Abständen ihre Beckenmuskeln anspannt.

Diese Praktik kann ich jedem empfehlen, weil sie einfach durchzuführen ist. Außerdem wirkt sie sich nach Aussagen vieler Paare nicht nur im Hinblick auf die vorzeitige Ejakulation, sondern auch auf die eigene Sexualität mehr als positiv aus. Bitte betrachtet diese Schilderung nicht als starre Anleitung, sondern viel mehr als Anregung, dies einfließen zu lassen bzw. mit der bisherigen Sexualität zu kombinieren. Wenn ihr euch beim Zeitlupensex immer sicherer fühlt, könnt ihr das Tempo beispielsweise erhöhen oder bestimmte Tempi im Wechsel eingehen – je nach persönlichem Geschmack. Wichtig ist, dem Partner zu sagen, was man als besonders lustvoll empfindet. Mit diesem Wissen kann man dann besser aufeinander eingehen.

Kapitel 10: Sexualtherapie

Die meisten Betroffenen und Paare können das Problem des vorzeitigen Ergusses selbst lösen, indem sie sich offen über die Problematik unterhalten, mit der entsprechenden Lektüre und/oder direktem Austausch mit ebenfalls Betroffenen nach Lösungen suchen und dann ihren persönlichen Weg einschlagen. Es gibt allerdings Männer und Paare, die eher den Rat eines Dritten, möglichst fachkundigen Außenstehenden, benötigen. Diesen und auch Betroffenen, die starke Beziehungsprobleme haben, sei ausdrücklich ans Herz gelegt, sich an einen Sexualtherapeuten zu wenden.

Der Besuch eines Therapeuten ist heutzutage immer noch mit Wertungen wie „anormal" oder „krank" belegt und wird oft schon von vornherein abgelehnt. Wer aber einmal die Hilfe eines guten Therapeuten in Anspruch genommen hat, wird bestätigen, dass durchweg Vorurteile der Grund für diese ablehnende Haltung sind. Jeder, der mit dem Gedanken spielt, sich professionell helfen zu lassen, sollte sich einfach für ein Erstgespräch anmelden. Dort wird dann hinterfragt und erklärt. Ist euch der Therapeut sympathisch – immerhin ist es eine sehr private Angelegenheit – solltet ihr es durchaus versuchen.

Es gibt zwei verschiedene Möglichkeiten (HANEL) – die einfache Sexualberatung oder eine intensive Therapie. Hier zeigt sich, dass eine einfache Sexualberatung in den meisten Fällen vollkommen ausreicht. Die Beratung beinhaltet ein bis zwei Sitzungen pro Woche und verteilt sich je nach Problematik über einige Wochen.
Bei massiven Partnerschaftsproblemen wird eine intensive Therapie empfohlen. Dabei geht es vorrangig um den Abbau von Lerndefiziten und Ängsten und wird mit Techniken, Bewusstseins- und Atemübungen kombiniert. Bei der intensiven Therapie unterscheidet man in Blocktherapie und verteilter Therapie, also entweder tägliche Sitzungen über mehrere Wochen oder kleinere Sitzungen verteilt über einen gewissen Zeitraum. Dabei werden sowohl Partner- als auch Psychodynamik genau untersucht, um dann Lösungsmöglichkeiten zu

erarbeiten. Unter Partnerdynamik ist zum Beispiel die Nähe-Distanz-Problematik zu verstehen, also wenn man sich zwar Nähe wünscht, in gewisser Weise aber auch Angst davor hat. Mit Psychodynamik sind zum Beispiel Gewissensängste gemeint, die bei einer Tabuisierung der eigenen sexuellen Wünsche auftreten.

Sowohl Beratung als auch Therapie können paarweise oder allein absolviert werden. Der Besuch zu zweit ist allerdings zu favorisieren, da so auch die Partnerin mit einbezogen wird und die Erfolgschancen durch Aufklärung der Partnerin und ihre Unterstützung steigen.

Oft wird gefragt, wie man einen empfehlenswerten Therapeuten findet. Diese Frage ist schwer zu beantworten. Als Faustregel gilt, dass der Therapeut mindestens eine abgeschlossene Ausbildung in einer anerkannten Psychotherapierichtung vorweisen kann. Der Idealfall wäre eine zusätzliche Empfehlung durch Freunde oder Bekannte, denn Sympathie, Vertrauen und Kompetenz sind wichtige Eckpfeiler für eine erfolgreiche Beratung.

Für weiterführende Informationen zur Sexualtherapie bei ejaculatio praecox empfehle ich das Buch „Ejaculatio praecox – Therapiemanual" von M.J. Hanel. Es zeigt detailliert mögliche Beratungs- oder Therapieformen auf und bietet dem Therapeuten ein wunderbares Werkzeug vom Erstgespräch über Fragebögen bis hin zum Abschlussgespräch.

In einigen Fällen wenden Therapeuten im Rahmen einer umfassenden Therapie die sogenannte paradoxe Intention an (LAZARUS/LAZARUS). Dabei hat es sich auch als wichtig erwiesen, in Zusammenarbeit mit dem Therapeuten das eigene Zu-früh-Kommen mit positiven Aspekten zu assoziieren. Es soll jedoch darauf hingewiesen werden, dass diese Technik nicht bei jedem bzw. unterschiedlich intensiv wirkt.

Die paradoxe Intention setzt an der Absicht, die jemand verfolgt, an. Der bisherige Wunsch, den Sex möglichst lange zu genießen, wird durch eine paradoxe, also scheinbar widersinnige Absicht abgelöst – nämlich möglichst schnell zum Höhepunkt zu kommen. Ziel ist es, sich so sehr auf die neue Absicht (also schnell zu ejakulieren) zu versteifen und sich unter Druck zu setzen, dass man letztlich immer länger braucht.

Hintergrund dieses Vorgehens ist folgendes Phänomen: man möchte, dass eine Situation in einer bestimmten Weise verläuft oder mit einem bestimmten Ergebnis endet. Aber stattdessen passiert genau das Gegenteil dessen, was man sich gewünscht oder vorgestellt hat. Im Fall des vorzeitigen Samenergusses bedeutet das: wenn ihr euch nichts mehr wünscht, als bei Sex endlich länger durchzuhalten, dann tritt meist das Gegenteil ein und ihr kommt sehr schnell zum Höhepunkt.

Auch eure Partnerin kann diese paradoxe Intention übernehmen und euch beispielsweise dazu ermuntern, schnell zum Höhepunkt zu kommen. So wird in gewisser Weise von ihrer Seite aus Druck erzeugt und dies kann zu gegenteiligen Ergebnissen führen. Es muss aber von Anfang an klargestellt werden, dass so etwas nur dazu dienen soll, euch den eigenen Druck zu nehmen. Wenn man es übertreibt, kann eventuell ein zusätzliches Problem entstehen, nämlich dass ihr letztlich vor lauter Druck den Sex gar nicht mehr genießen könnt und euer Körper euch schlicht den Dienst verweigert. Wenn die Partnerin merkt, dass sich mit dieser Methode Erfolge einstellen, kann sie nach und nach wieder zum gewohnten Sex übergehen.

Diese Methode hört sich einfach an, tatsächlich ist es aber gar nicht so leicht, eine solche paradoxe Absicht wirklich zu verinnerlichen. Eben deshalb ist es ratsam, diese Methode nur unter Anleitung eines Therapeuten anzuwenden.

Kapitel 11: Medikamente

Bitte beachtet neben den in diesem Buch vorangestellten Hinweisen auch die folgenden.

Vor Einnahme bitte unbedingt einen Arzt konsultieren!
Bitte nur unter ärztlicher Aufsicht einnehmen!
Bitte nur unter ärztlicher Aufsicht wieder absetzen!

Das Thema „vorzeitiger Orgasmus und medikamentöse Behandlung" lässt auch heute noch Experten aneinander geraten. Einige halten eine erfolgreiche Behandlung mit Medikamenten schlichtweg für unmöglich, andere halten es für einen absolut falschen Weg und wiederum andere sehen darin durchaus Chancen. Die Lösung liegt wie so oft dazwischen. Medikamente allein bewirken auf Dauer sicher keine Besserung der Situation, aber unter ärztlicher Aufsicht eingenommen und in Verbindung mit diversen Stellungen und/oder Übungen sind sie ein ernst zu nehmendes Mittel. Bitte beachtet, dass die folgenden Angaben nicht auf einer repräsentativen, wissenschaftlichen Umfrage beruhen, sondern, dass diese Medikamente lediglich häufig in Positivberichten genannt wurden.
Diese Medikamente wurden auch nicht für die Behandlung von Ejakulationsstörungen entwickelt, sondern für gänzlich andere Beschwerden. Man macht sich hier lediglich eine Nebenwirkung, nämlich die einer möglichen Erguss-Verzögerung, zunutze. Die Einnahme sollte nur kombiniert mit einer Beratung oder Therapie und in einem zeitlich begrenzten Rahmen erfolgen.

1. Seroxat®

Es enthält den Wirkstoff Paroxetin und wurde für die Behandlung von Depressionen, Panikattacken oder Angststörungen entwickelt.
Seroxat® ist ein selektiver Serotonin-Wiederaufnahme-Hemmer (SSRI = selectiv serotonin reuptake inhibitor).

2. Zoloft®

Zoloft® enthält den Wirkstoff Sertralin. Es wird eigentlich gegen Depressionen, Zwangs- und Angststörungen eingesetzt und ist ebenfalls ein selektiver Serotonin-Wiederaufnahme-Hemmer (SSRI).

3. Fluctin®

Fluctin® enthält den Wirkstoff Fluoxetin Es kommt eigentlich bei der Therapie von Depressionen zum Einsatz und ist ebenfalls ein selektiver Serotonin-Wiederaufnahme-Hemmer.

SSRIs wirken speziell auf den Botenstoff Serotonin. Sie blockieren die Serotonin-Rezeptoren und dadurch erhöht sich der Serotoninspiegel im Körper. Serotonin ist ein Botenstoff und hat unter anderem Auswirkungen auf die Stimmungslage oder den Schlaf-Wach-Rhythmus.

Mögliche Nebenwirkung oben genannter Medikamente waren Libidorückgang und partielle Orgasmusstörungen. Dies war allerdings von der individuellen Situation und der Dosierung abhängig. So wurden auch Sexualforscher darauf aufmerksam und begannen, es gezielt bei der vorzeitigen Ejakulation einzusetzen. Man erzielte Erfolge und heute werden sie häufiger eingesetzt. Die genaue Wirkung auf den Orgasmus des Mannes ist wissenschaftlich noch nicht geklärt. Sie differiert individuell von Mann zu Mann. Daher kann niemand mit Gewissheit voraussagen, dass genau dieses Mittel auch garantiert helfen wird.

Nicht verschwiegen werden sollen folgende Fakten. Einige der Betroffenen berichteten von Übelkeit, Kopfschmerz und Mattheit in den ersten Wochen der Einnahme, gar von einem völligen Rückgang des sexuellen Verlangens, was sich aber nach einigen Wochen legte.

Das ist natürlich nur ein Auszug möglicher einsetzbarer Medikamente. Die Forschung schreitet stetig voran und sorgt ständig für Neuigkeiten auch auf dem Gebiet der vorzeitigen Ejakulation. Diese Neuigkeiten, weitere Medikamente und Erfahrungsberichte sind stets aktuell im Internet unter www.vorzeitige-ejakulation.de abrufbar.

Kapitel 12: Tao und Atemtechniken

Tao

Der Taoismus stammt aus China und existiert bereits seit über 2000 Jahren. Grundgedanke dieser Lehre ist eine unverkrampfte, harmonische Lebensweise im Einklang mit der Natur (CHANG). Dabei spielt die Sexualität für das körperliche und geistige Wohlbefinden eine entscheidende Rolle. Insofern gibt es zum Taoismus viele Bücher, die sich intensiv der Sexualität widmen und Methoden erläutern, wie der Mann seine Liebeskünste erweitern kann. Beim Tao der Liebe steht vor allem die Befriedigung der Frau im Vordergrund. Auch wird die Ejakulation nicht als Moment höchster Lust angesehen.

Für Männer, die unter ejaculatio praecox leiden, kann das Tao der Liebe ein interessanter Ausweg sein, da es verschiedene Übungen bietet, die den Erguss hinauszögern. Die Anleitungen des Tao haben das Ziel, durch Beherrschen der Ejakulation die Dauer des Liebesaktes so auszudehnen, dass die Frau wirklich befriedigt ist. Auf diese Weise wird die angestrebte Harmonie zwischen Mann und Frau hergestellt.

Es gilt, sich viel Zeit zu nehmen und sich ganz auf den Partner einzustellen. Massagen, intensive Berührungen und einander in die Augen schauen – all dies soll zwischen euch und eurer Partnerin ein Gefühl von Harmonie, Nähe und Geborgenheit entstehen lassen.

Eine ganz einfache Übung ist die folgende, bei der eure Partnerin auf euch sitzt. In dieser Stellung könnt ihr einander anschauen, euch küssen, streicheln und umarmen. Bewegt euch dabei nur sehr langsam. Wenn ihr merkt, dass ihr kurz vor dem Höhepunkt seid, haltet ihr und eure Partnerin inne (auch mit dem Küssen und Streicheln) und entspannt euch. Dadurch geht die Erregung zurück und ihr könnt von neuem beginnen.

Eine andere Übung besteht beispielsweise darin, drei Zentimeter in die Vagina einzudringen und dort eine Minute zu verharren. Dabei bewegen sich beide Partner kaum oder gar nicht. Anschließend zieht ihr euch zurück und lasst den Penis eine weitere Minute auf der Klitoris (zwischen den Schamlippen) ruhen, um dann wieder von vorn zu beginnen. Dieses „Spiel" könnt ihr, so oft ihr wollt, wiederholen.

Ein weiteres Beispiel ist die so genannte weiche Penetration (CHANG). Dabei führt ihr mit den Fingern den fast schlaffen Penis in eure Partnerin ein. Wenn euch dies zu sehr erregt, könnt ihr alternativ auch nach dem Erguss vereinigt bleiben. Erregend ist dann zu spüren, wie der Penis langsam anschwillt.
Dies ist für euch ein idealer Moment, Sexualität ganz neu zu erleben. Indem eure Partnerin ihre Beckenbodenmuskulatur anspannt, wird der Penis auch ohne Bewegungen eurerseits stimuliert. Es entsteht keine Reibung an der Eichel, sondern lediglich Druck auf den Penisschaft. Dadurch lauft ihr nicht Gefahr, zu sehr gereizt zu werden und könnt den Liebesakt länger genießen. Jetzt besteht die Möglichkeit, den Penis allein durch die Beckenbodenmuskulatur der Frau bis zum Orgasmus zu stimulieren oder fließend zu einer Kombination aus langsamen Bewegungen und Pausen überzugehen.

Atemtechniken (CHANG)

Bei all diesen Übungen spielt insbesondere die richtige Atmung eine wichtige Rolle. Häufig ist uns gar nicht bewusst, in welcher Beziehung unsere Atmung und unser Befinden stehen. Wenn wir aufgeregt sind, atmen wir schnell und hektisch. Wenn wir uns erschrecken, halten wir den Atem an. Gleichzeitig beeinflusst die Art, wie wir atmen, auch wie angespannt bzw. wie entspannt wir uns fühlen.
Bei der vorzeitigen Ejakulation steigt das Erregungsniveau, also die Anspannung sehr schnell an, der Atem geht sehr kurz. Dem kann man durch ein tiefes, volles Ein- und Ausatmen entgegenwirken.
Dazu atmet ihr ruhig durch die Nase ein, was für manche vielleicht ungewohnt ist. Lasst die Luft zuerst bewusst in den Bauchraum und dann in „die Schultern" strömen. Wenn ihr ganz eingeatmet habt, könnt ihr einen kurzen Moment innehalten und dann langsam mit dem Ausatmen beginnen. Auch dies erfolgt durch die Nase. Beim Ausatmen sollte zuerst die Luft aus den Schultern und dann aus dem Bauchraum ausströmen. Dabei bleibt meist ein Rest Luft in den

Lungen, der ebenfalls ausgeatmet werden sollte. Dazu müsst ihr das Zwerchfell zusammenziehen, als ob ihr hustet, und dadurch den Atem herauspressen. Wenn ihr ganz ausgeatmet habt, haltet ihr wieder einen Moment inne – der Reflex zum Einatmen setzt dann ganz von allein ein.

Wichtig für ein tiefes Atmen ist auch, den Oberkörper möglichst gerade zu halten, damit der Atem in den gesamten Bauchraum fließen kann. Dabei sollt ihr euch aber nicht verkrampfen, sondern möglichst locker lassen.

Das Tao und verwandte Gebiete wie das indische Tantra stellen umfassende, komplexe Lehren dar. Insofern kann euch dieses Kapitel lediglich einen ersten Einblick in dieses Thema bieten. Auf www.vorzeitige-ejakulation.de findet ihr Bücher, die sich eingehender mit der Materie befassen und insbesondere Stellungen des Tao und des Tantra beschreiben.

Kapitel 13: Naturheilverfahren

Bitte beachtet neben den in diesem Buch vorangestellten Hinweisen die folgenden:

Einige der nachfolgend genannten Pflanzen sind in bestimmten Formen und Mengen giftig.
Vor Einnahme bitte unbedingt einen Arzt oder Experten konsultieren!
Bitte nur nach ärztlicher Rücksprache einnehmen!

Akupunktur

Die Akupunktur kann als Ganzheitstherapie oder als Ergänzungstherapie zur Schulmedizin betrachtet werden. Sie ist eine Heilmethode, die in China seit Jahrtausenden angewandt wird. Bei dieser Methode werden Nadeln in bestimmte Stellen des Körpers, sogenannte Akupunkturpunkte, eingestochen. Diese Punkte (insgesamt 365) befinden sich auf Energiebahnen, sogenannten Meridianen, die den Körper mit Energie versorgen. Mit dem Einstechen der Nadeln kann man die entsprechenden Akupunkturpunkte schwächen oder stärken, je nach Leiden.
Der Einstich wird in den meisten Fällen nur als leichter Pieks wahrgenommen. Die Nadeln verbleiben dann für einen gewissen Zeitraum am Körper und sorgen für Entspannung. In der Regel werden ein bis zwei Sitzungen pro Woche mit einer Gesamtzahl von zehn Behandlungen abgehalten. Im Optimalfall genügt diese Behandlung und man sollte nach einem bestimmten Zeitraum zwei Sitzungen wiederholen, um so eine langfristige Besserung zu erzielen. Selbstverständlich können diese Zahlen von Fall zu Fall variieren.
Auch die Sexualität und somit der vorzeitige Orgasmus beim Mann kann durch die Nadeltherapie positiv beeinflusst werden. Allgemein gilt die Stärkung des Milzmeridians bei sexuellen Problemen als erfolgsversprechend. Natürlich gibt es auch ganz spezielle Punkte, die akupunktiert werden können, um die frühzeitige Ejakulation zu behandeln. Ein Beispiel gibt es in der Ohrakupunktur. Hier spielen

vor allem Punkte auf dem aufsteigenden Helixschenkel des Ohres eine Rolle. Es können aber auch Punkte anvisiert werden, wie zum Beispiel „Ren 4" und „Du 4", die eigentlich andere Leiden kurieren, deren Linderung aber indirekt zu einer Verbesserung der Ejakulation beiträgt. Einige Heilpraktiker wenden eine besondere Form der Akupunktur an, die „Durchstichtechnik", bei welcher mehrere relevante Punkte „aufgefädelt" werden. Sie werden somit verbunden und sollen einen noch besseren Energiefluss ermöglichen.

Eine allgemeine Empfehlung, wie eine Akupunkturtherapie aussehen sollte, ist nahezu unmöglich, da jeder Patient individuell untersucht und befragt werden muss und sich daraus unterschiedliche Therapieansätze ergeben. Ein Gespräch mit einem Heilpraktiker/Arzt klärt dabei schon viele Fragen. Weiterhin kann hier eingeschätzt werden, ob eine Akupunktur überhaupt in Frage kommt bzw. aus gesundheitlichen Gründen kommen darf.

Das Thema Akupunktur ist sehr komplex. Nicht umsonst gibt es Bücher, die sich ausschließlich mit dieser Materie beschäftigen. Mittlerweile haben sich einige Akupunkteure sogar auf ganz spezielle Akupunkturformen spezialisiert, wie die koreanische Hand-akupunktur, Ohrakupunktur und viele andere. Weiterführende Informationen und natürlich Tipps zur Suche nach empfehlenswerten Ärzten findet ihr auf der Homepage www.vorzeitige-ejakulation.de.

Moxibustion

Die Moxibustion, auch Moxa-Therapie genannt, ist ebenfalls eine über Jahrtausende alte Heilmethode. Auch sie konzentriert sich auf die Akupunkturpunkte, allerdings werden hier anstatt einer Nadel getrocknete Beifußblätter abgebrannt. Die Moxibustion gibt es in diversen Varianten. In Westeuropa werden die Moxa-Kügelchen oder Moxa-Zigarren meist mit etwas Abstand zum Körper abgebrannt. Es strahlt eine angenehme Wärme aus und stimuliert somit die Akupunkturpunkte.

Mönchspfeffer

Der lateinische Name „Vitex agnus-castus" und die Bezeichnung des Volksmundes „Keuschlamm" weisen schon auf die Wirkung des Mönchspfeffers hin - castus (lat.) bedeutet keusch. Im Altertum wurde der Samen als Gewürz in großen Mengen benutzt, um den Geschlechtstrieb zu reduzieren. Das macht man sich heute in der Homöopathie zu Nutze und wendet Mönchspfeffer unter anderem auch bei vorzeitiger Ejakulation an.

Schierling

In der griechischen Antike bediente man sich des Schierlings als Mordgift. Die lateinische Bezeichnung bedeutet „Giftmischerin". Allerdings wussten einige „Kräuterhexen" die Wirkung schon bald positiv zu nutzen. Es wurden Salben erstellt, die eine betäubende Wirkung zeigten. Heutzutage gibt es in der Homöopathie sowohl Injektionslösungen für die innere Anwendung als auch Salben für die äußere Anwendung, wie z.b. die „Conium Maculatum 5%-Salbe" von Weleda®, die Schierling enthalten und durch ihre betäubende Wirkung den Akt verlängern können.

Lotus

Im frühen China wurden Lotussamen als Speise oder Gewürz empfohlen, wenn ein Mann ein Problem mit der vorzeitigen Ejakulation hatte. Auch heutzutage gibt es den Samen getrocknet zu kaufen und kommt in einigen homöopathischen Praxen zum Einsatz.

Hopfenzapfen

Hopfenzapfen enthalten den Bitterstoff Lupulon. Dieser Bitterstoff wirkt beruhigend und soll im Falle des vorzeitigen Samenergusses sehr gut wirken. Hierbei hat sich anscheinend die Kombination von Hopfen und Baldrian bewährt. In der alten „Hexenküche" ist Hopfen seit jeher bekannt als Mittel gegen sexuelle Überregbarkeit.

Angemerkt werden sollte noch, dass es sich hierbei um ein homöopathisches Mittel handelt und nicht der Bierkonsum gemeint ist.

Tragant

Auch diese Heilpflanze wurde zuerst in der chinesischen Medizin verwendet. Sie soll die Lebensenergie (Qi) beleben und kam schon früh zum Einsatz, wenn es darum ging, die Ejakulation etwas zu verzögern.

Kapitel 14: Austausch mit Betroffenen im Internet

Das ist neben der Kommunikation mit dem Partner das A und O in der Begegnung mit der vorzeitigen Ejakulation. Wo sonst kann man schneller und unabhängiger erfahren, welche Methoden es gibt, welche Techniken den Betroffenen wirklich helfen, welche Produkte in der Praxis gut oder eher nicht so geeignet sind? Wo sonst erfährt man so viel Verständnis und trifft auf geballte Erfahrung im Umgang mit diesem allzu menschlichen Problem?

Bisher war es eher schwierig, Leidensgenossen zu finden. Da macht es uns das Internet leichter. Auf der Seite www.vorzeitige-ejakulation.de findet ihr verschiedene Möglichkeiten, euch zu diesem Thema auszutauschen. Ihr könnt euch im Forum Berichte anderer durchlesen, könnt explizit darauf antworten oder Fragen stellen. Binnen kurzer Zeit werdet ihr eine Antwort erhalten. Des Weiteren könnt ihr dort chatten. Das heißt, dass ihr euch dort über einen schriftlichen Dialog in Echtzeit „unterhalten" könnt. Je mehr Betroffene dort ihr Problem besprechen und je mehr bereit sind, auch anderen eine Hilfestellung zu geben, desto fruchtbarer wird der Austausch dort. Wenn ihr die Seite besucht, werdet ihr euch ungefähr vorstellen können, wie viele Männer darunter leiden und wie stark dieser Leidensdruck bei einigen ausgeprägt ist.

Des Weiteren könnt ihr dort einen E-Mail-Austausch pflegen und mit Privatpersonen oder Fachleuten, die euch interessant erscheinen, in Kontakt treten. Selbstverständlich kann man die Seite auch nur als stiller Leser besuchen, aber ihr solltet die Chance nutzen, euer Problem jetzt aktiv in die Hand zu nehmen.

Einigen wenigen genügt schon das alleinige Wissen, dass sie kein Ausnahmefall, kein Waschlappen sind. Mir liegen einige Schreiben von Männern vor, die schon allein dadurch einen Schub Selbstbewusstsein bekommen haben. Sie wissen nun, sie sind nicht „krank", sie sind keine Versager! Andere wiederum haben die Seite gleich genutzt, um ihrer Partnerin zu verdeutlichen, worum es ihnen geht. Manchem fällt es leichter, das Problem bei anderen aufzuzeigen, um dann auf sich selbst zu sprechen zu kommen.

Da das Internet für viele noch völliges Neuland ist, sie aber interessiert sind, sich auszutauschen, habe ich mich entschlossen, dies zusätzlich näher zu erläutern. Diese Anleitung findet ihr im Anhang auf Seite 125.

Die technischen Möglichkeiten sind gegeben – ihr müsst sie nur noch nutzen!

Kapitel 15: Tipps für Frauen

Liebe Frauen, dieses Kapitel liegt mir sehr am Herzen! Mich erreichen viele Anfragen von Frauen, die ihren Männern gern helfen wollen, aber nicht wissen, wie sie das anstellen sollen. Auch hier kann ich nur wieder sagen, dass es nicht DIE Methode gibt, die angewandt jedem hilft. Aber es gibt für jeden Mann einen Weg. Mit eurer Unterstützung ist es möglich, dieses allzu menschliche Problem in den Griff zu bekommen. Ihr (die Partnerinnen) seid einer der Schlüssel zu einer beiderseitig befriedigenden Sexualität. In diesem Kapitel möchte ich kurz zusammenfassen, was aus eurer Sicht wichtig sein könnte.

Wie schon am Anfang des Buches möchte ich darauf hinweisen, dass es sich beim Problem der vorzeitigen Ejakulation meist um ein psychisches Problem handelt. Es gibt auch physische Ursachen (siehe Kapitel 3), welche aber beim Urologen relativ schnell ausgemacht werden können. Es sei auch noch gesagt, dass es keine Krankheit ist, sondern ein seit der Urzeit bestehender Mechanismus, der die Fortpflanzung der Menschen sicherte.

Man kann kein Patentrezept ausstellen, aber es gibt ein Gerüst, welches man für sich abarbeiten kann, um Schritt für Schritt dem Problem zu Leibe zu rücken.

Zunächst zum Höhepunkt der Frau. Für viele Männer ist es erkorenes Ziel, die Frau unbedingt beim Geschlechtsverkehr zum Orgasmus zu bringen. Schaffen sie dies nicht vor ihrem eigenen Orgasmus, kommen sie nach eigener Aussage „zu früh". Der frühzeitige Erguss ist für einige Männer ein schier unlösbares Problem, über welches sie dazu noch kaum sprechen. Für manche Frauen ist es aber schwer, durch Geschlechtsverkehr zum Höhepunkt zu kommen. Wenn das bei euch der Fall ist, solltet ihr das offen mit eurem Partner besprechen. Gleiches gilt für Frauen, die beim Akt manchmal gar nicht auf den Orgasmus aus sind, sondern den Partner lediglich spüren wollen. Macht den Männern klar, dass es kein Wettbewerb ist. Wenn ihr leichter bzw. nur durch Streicheleinheiten und orale Stimulation zum Orgasmus kommt und er das weiß, wird er sich nicht mehr so sehr unter Druck setzen. Einige mir bekannte Paare haben die Absprache getroffen, sich gegenseitig in Stimmung zu bringen und dann nacheinander zum Orgasmus zu kommen. So befriedigt entweder er sie zuerst und geht dann für seine eigene Befriedigung zum Verkehr über oder umgekehrt. Paare, die das einmal offen für sich geklärt haben und auch sonst viel ausprobieren, leben ihre Sexualität viel intensiver. Im Laufe eines offenen Gesprächs könnt ihr auch gleich die Frage klären, ob der reine Verkehr für euch zu kurz ist oder ob er euch völlig ausreicht. Reicht er aus, sollte der Partner das unbedingt wissen. Ist er zu kurz, gilt es, gemeinsam nach Lösungen zu suchen. Verschweigt auch nicht, wenn euch etwas in der Sexualität fehlt oder ihr euch etwas Bestimmtes wünscht. Der ansonsten angestaute Frust wird sich auf lange Sicht negativ auswirken. Das Ausdrücken eurer Wünsche in der Sexualität hilft ihm, euch in stärkerem Maße erregen zu können. Je erregter und entspannter ihr seid, desto entspannter ist auch er. Des Weiteren spielen auch eure Feuchte und Entspanntheit im Vaginal- und Beckenbereich eine Rolle. Reibung und Druck auf den Penis sind somit geringer und er kann länger.

Viele fragen immer wieder, wie sie ihren Partner am besten darauf ansprechen. Oftmals lässt er sich aus Angst nicht darauf ein oder zieht es ins Spaßige, wie zum Beispiel „Ich war wieder Erster!". Nun, den meisten fällt das Reden in einer intimen, nahen Situation leichter, als am morgendlichen Frühstückstisch oder nach der Heimkehr von der Arbeit. Bitte sprecht es auch nie im Streit oder direkt nach seiner Ejakulation an und macht euch auch nicht darüber lustig. Das Risiko, ihn damit zu verletzen, ist sehr hoch. Männer definieren häufig ihre Männlichkeit durch ihre Ausdauer. Ideal ist es abends aneinandergekuschelt im Bett. Lasst die Ausrede, „Ich will nicht darüber reden!" nicht ewig gelten. Ihr könnt ihm beispielsweise sagen, dass ihr gern mit ihm über dieses Thema reden möchtet und ihn, wenn er noch nicht dazu bereit ist, bitten, einen Zeitpunkt für dieses Gespräch vorzuschlagen. Lasst euch dann auch nicht „abwimmeln", sondern macht ihm klar, dass euch dieses Gespräch wichtig ist und ihr bereit seid, mit ihm gemeinsam einen Ausweg zu finden.

Weiterhin gilt es, seine Vorlieben herauszufinden. Lang nicht alle Frauen wissen, wie und womit sie denn nun den (Ur-)Trieb in ihren Männern wecken. Jeder Mann „erliegt" bestimmten Schlüsselreizen seiner Partnerin und hat daher meist bestimmte Lieblingsstellungen.

Diese Reize sind sehr verschieden und können zum Beispiel Po, Brüste, Hüften, Beine, Gesicht und auch der Geruch oder die Lustschreie der Partnerin sein. Häufig ist es auch eine Kombination dessen, aber wenn Frau das weiß, hat sie die „Macht", den Mann dementsprechend mehr oder (in diesem Fall) weniger zu reizen. Grundsätzlich kann man sagen, dass man in dem Fall des vorzeitigen Orgasmus die bevorzugten Handlungen für einen gewissen Zeitraum dämpfen oder ändern sollte. Angenommen, er fährt total auf die Brüste, den Blickkontakt und die Lustschreie ab. Dann gilt es, die Brüste zu bedecken bzw. seine Hände davon fernzuhalten, die Augen zu schließen und beim Sex etwas leiser zu sein bis hin zu einem fast ganz passiven Verhalten. In vielen Fällen ist hier schon nach kurzer Zeit eine deutliche Verbesserung der Ausdauer des Mannes zu spüren. Es gilt selbstverständlich immer wieder, darüber zu reden und langsam mehr und mehr der Schlüsselreize wieder einzubauen. Je genauer man ausmachen kann, was diese Reize sind, desto besser kann man als Frau dem Partner beim Erlernen von mehr Kontrolle helfen.

Oft ist es hilfreich, „eingefahrenes" Verhalten zu ändern. Einige Männer verbinden unterbewusst bestimmte Verhaltensweisen oder Orte mit Sex und somit Leistungsdruck und einem zu frühen kommen. Einige Beispiele: ihr hattet bis dato nur Sex mit Kondom. Sobald er das Kondom nur riecht oder überstreift, setzt sich in seinem Kopf folgender Kreislauf in Gang: „Jetzt gibt es Sex – ich darf nicht zu früh kommen." Ergo – er ist angespannt und wartet schon fast auf seinen „Untergang". Lebt ihr in einer langen Partnerschaft, solltet ihr (für eine Weile) andere Verhütungsmethoden anwenden und ihm somit einen entspannteren und spontaneren Sex ermöglichen. Der umgekehrte Fall kann natürlich auch eintreten: Sex bis dato immer ohne Kondom. In diesem Fall kann das Kondom etwas reiz- und vor allem reibungsdämpfend wirken. Ein weiteres Szenario ist das Schlafzimmer – auch dieses kann bestimmte Erwartungshaltungen erzeugen. Das alles muss natürlich nicht so sein, aber es ist ein leichtes, derlei Verhaltensmuster zu ändern. Kurz gesagt: variiert euer Sexleben!

Ein offenerer und spontanerer Umgang mit den Themen Sex und Erotik nimmt bei Männern mit frühzeitigem Orgasmus etwas den überstarken Reiz. Verbannt die Sexualität nicht ins Schlafzimmer unter die Bettdecke. Redet öfter darüber, küsst, schmust und streichelt euch - im Alltag. Die Chancen stehen dann gut, dass er dann beim Vorspiel nicht ganz so erregt ist.

Es gibt natürlich auch einige kleine Kniffe. Angefangen von diversen Stellungstipps (siehe Kapitel 6) über das Ziehen am Hodesack kurz vor seiner Ejakulation bis zum Abquetschen des Gliedes (siehe Kapitel 9). Sehr hilfreich ist auch, zeitweise auf das Vorspiel für ihn fast völlig zu verzichten, jenes für sie aber auszuweiten. Weitere kleine Tipps, die je nach Situation durchaus wirkungsvoll sein können, entnehmt ihr am besten dem Kapitel „Allgemeine Tipps und Tricks" (siehe Kapitel 5).

Einige sogenannte Experten empfehlen beim Liebesspiel zum Erlernen der Ejakulationskontrolle, Orgasmen vorzutäuschen, um den Mann daran zu gewöhnen bzw. ihm den Leistungsdruck zu nehmen. Davon kann ich nur abraten, denn ein einmal vorgetäuschter Orgasmus lässt in den meisten Männern immer mehr die Frage keimen, ob denn die nächsten Orgasmen nun echt seien oder nicht. Mit dieser vertrauten Intimität solltet ihr nicht experimentieren.

Die Kombination von Gesprächen, einem den Partner-Vorlieben entgegengesetzten Verhalten, geeigneten Stellungen, Atemtechniken und vor allem vorerst langsamen Bewegungen beim Verkehr ergibt in den meisten Fällen einen deutlich längeren Sexualakt. Hier gilt mehr denn je: „Probieren geht über studieren!" und „Erlaubt ist, was beiden gefällt.".

Erwähnen möchte ich noch, dass es auch Frauen gibt, die die „Macht über den Mann" genießen, ihn jederzeit zum Orgasmus bringen zu können. Sie wollen an dieser Situation auch nichts ändern. So lange beide Partner damit klar kommen, ist dagegen nichts einzuwenden. Sobald man(n) aber darunter leidet, sollten diese Frauen in sich gehen und die Frage klären, ob eine „faire" Sexualität auf lange Sicht nicht besser wäre. Bitte verwechselt das nicht mit der inneren Befriedigung und dem schönen Gefühl, den eigenen Partner zum Orgasmus zu bringen. Bei diesem genannten Beispiel geht es lediglich um die reine Machtausübung.

Zu guter Letzt noch ein Tipp von mir: auf der Seite www.vorzeitige-ejakulation.de könnt ihr euch mit betroffenen Partnerinnen austauschen. Diese Möglichkeit wird rege genutzt und es können auch Fragen von Frau zu Frau geklärt werden.

Kapitel 16: Wundermittel, Mythen und Kuriositäten

Wundermittel

Wo auch immer Menschen Probleme haben und man irgendwie die Chance zum Geldverdienen wittert, gibt es immer eine Gruppe, die DAS Mittel entwickelt hat, um eben dieses Problem schnell und vollständig aus der Welt zu schaffen. Vor allem aus dem Land der unbegrenzten Möglichkeiten, den USA, schwappen immer mal wieder einige so genannte „Wundermittel" zu uns herüber. Im Zeitalter des Internets nimmt dies rapide zu. So werden Mittel für einen neuen Haarwuchs verkauft, gegen Potenzstörungen und mittlerweile auch gegen ein vorzeitiges Ejakulieren. Dabei wird immer damit geworben, dass es binnen kurzer Zeit bei jedem Manne zu 100% wirkt. Man rechnet mit Verzweiflungskäufen und spielt mit den Ängsten und Sorgen von Menschen. Aber jeder Mensch ist ein Individuum und deshalb kann kein Mittel bei all den verschiedenen Menschen und Problemgrundlagen identische Erfolge erzielen.

Denkt bitte immer dran: Das Patentrezept, mit dem man(n) Ejakulationskontrolle erlernt, gibt es nicht. Sobald jemand von DER Methode spricht, sollte man misstrauisch werden und möglichst noch anderweitige Hilfe suchen. Für jeden Patienten gibt es eine Lösung, aber eben keine Pauschallösung für die Massenabfertigung. Jeder muss seinen persönlichen Weg finden. Vielleicht mit Hilfe eines Experten, aber auch dieser kann nur unterstützen. Angehen müsst ihr es selbst. Ich warne hiermit eindringlich davor, allzu leichtgläubig auf falsche Versprechungen hereinzufallen oder darauf zu hoffen, jemand anderes löst euer Problem.

Mythen

Seit jeher macht man sich Gedanken, wie man dem Problem der vorzeitigen Ejakulation begegnen kann. Manch skurrile Idee ist so entstanden und einige sind regelrecht zum Mythos geworden und haben sich bis heute gehalten.

Beschneidung

Dieses Thema geistert bereits seit geraumer Zeit durch die Hirne vieler Männer, wenn sie auf das Thema vorzeitiger Samenerguss angesprochen werden und darf natürlich nicht unerwähnt bleiben. Tatsächlich kommen im Forum viele Anfragen hinsichtlich dieser vermeintlich schnellen und einfachen Lösung.
Hinter diesem Mythos steht folgende Theorie: durch eine erhöhte Reibung der Eichel in der Hose soll diese unempfindlicher werden, sozusagen „abhärten" und somit die Reize beim Sex nicht so direkt weitergeben, wie eine empfindlichere, sonst in der Vorhaut geschützte, Eichel. Es ist eine falsche Annahme zu denken, nach einer Beschneidung funktioniere endlich alles „richtig". Genau wie unbeschnittene Männer, leiden auch Geschlechtsgenossen mit beschnittener Vorhaut unter dem Problem der vorzeitigen Ejakulation. Sie berichten von identischen Problemen und sind ebenfalls auf der Suche nach Auswegen.

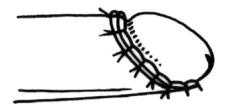

Bild 8: Kürzlich beschnittener Penis

Eine Beschneidung wird in unserem Kulturkreis lediglich bei einer Vorhautverengung, aus hygienischen oder ästhetischen Gründen durchgeführt. Bei einer Beschneidung wird die Vorhaut vollständig oder nur teilweise entfernt. Die vollständige Bescheidung wird meist unter lokaler Betäubung durchgeführt und gilt als kleiner Eingriff. Dennoch sollte ein diesbezüglich erfahrener Arzt konsultiert werden. Bei der Teilbeschneidung wird die Vorhaut abgebunden. So ist die Blutversorgung unterbrochen und die Vorhaut fällt nach einigen

Tagen ab. Nach ca. zwei Wochen ist die Wundheilung so gut wie abgeschlossen und nach ca. zwei bis drei Monaten ist man beschwerdefrei.

Es gibt Berichte von beschnittenen Männern über intensivere Orgasmen oder länger andauernden Sex. Genauso gibt es aber auch Männer, die nach einer Beschneidung eine sexuelle Stimulation als noch intensiver empfanden und somit sogar eine Umkehrung des gewünschten Resultats eintrat. Ein Betroffener hat es im Forum mal so ausgedrückt. „Mein Zwillingsbruder und ich sind seit unserem 20. Lebensjahr beschnitten. Ich litt schon immer unter ejaculatio praecox – er nicht. Nach unser beider Beschneidung änderte sich bei mir gar nichts. Ich kam nach wie vor für mein Empfinden zu früh. Mein Bruder hingegen meinte, er könne nun etwas länger. Ist es nun also so, dass die Empfindlichkeit ganz leicht abnimmt, dies aber nicht ausreicht, um der vorzeitigen Ejakulation zu begegnen?". Laut Aussage der meisten Mediziner hat die Beschneidung keinerlei Auswirkungen auf die vorzeitige Ejakulation. Falls es einen Einfluss auf die Empfindlichkeit der Eichel gibt, reicht dieser nicht aus, um die Ejakulation zeitlich nach hinten zu schieben. Die Tatsache, dass auch viele beschnitte Männer darunter leiden, spricht ebenfalls nicht für diesen operativen Eingriff.

Eine positive Wirkung ist zwar nicht in jedem Fall ausgeschlossen, aber im Regelfall gilt: eine Beschneidung aus Gründen eines vorzeitigen Samenergusses ist nicht empfehlenswert, da nicht der gewünschte Effekt eintritt.

Vorhaut zurückziehen

Hierbei wird die Vorhaut beim Eindringen und eventuell auch beim Akt vom Mann zurückgezogen gehalten. Die Theorie ist, dass ohne die Reibung der Vorhaut über die Eichel, diese nicht so stark gereizt wird und der Partner somit später ejakuliert. Wie schon bei der Beschneidung gilt auch hier: es ist durchaus möglich, dass es dem einen oder anderen Mann hilft. Im Regelfall tritt der gewünschte Effekt aber auch hier nicht ein.

Kuriositäten

Die Recherchen und Gespräche zu dem Thema „Kuriositäten" waren nicht sehr einfach. Fast niemand traut sich, offen über angewandte Methoden zu sprechen, über welche manch anderer vielleicht schmunzeln würde. Ich fand es aber sehr wichtig, um aufzuzeigen, wie verzweifelt einige Männer sind. Diese Problematik geht vielen wirklich an die Substanz und so kommen sie auf die kuriosesten Ideen.

„An-die-Schwiegermutter-Denkmethode"

Diese Methode kennt bestimmt fast jeder. Um seinen Drang etwas zu zügeln, versucht man, an etwas Harmloseres oder gar Unerfreuliches zu denken. Einige richten ihre Gedanken auf das vergangene Fußballspiel, andere denken an ihre Arbeitsstelle und wiederum andere denken an die vielbesagte Schwiegermutter. Das mag alles funktionieren, um eine entstehende Erregung etwas zu dämpfen, aber wenn man in „voller Fahrt" ist, wirken diese Gedanken kein bisschen. Einige gingen sogar bis hin zu Gedanken an Todesfälle enger Freunde. Davor möchte ich eindringlich warnen, denn das kann sich ganz schnell im Kopf verankern und der Spaß an der Sexualität kann für einen gewissen Zeitraum verloren gehen.

Eiswasser

Erst kürzlich beschrieb jemand seinen „Schock-Kühl-Trick". Er stellte immer ein Behältnis mit Eiswasser neben das Bett und wenn er merkte, dass seine Erregung zu sehr anstieg, steckte er eine Hand in den Eimer neben dem Bett. Laut seinen Aussagen schockte ihn die Kälte für einen Moment stark genug, dass die Erregung tatsächlich nachließ. Allerdings wirkte dies nur einige Wochen, dann hatte er sich selbst daran gewöhnt. Auch die beschränkte Auswahl an Stellungen und der ständige Gedanke, wo man denn an den verschiedenen Orten jeweils Eiswasser herbekommt, nahmen im den Spaß am spontanen Sex.

Der Sockentrick

Das ist wohl die skurrilste Variante und wird sicher auf manchen abstoßend wirken. Laut Beschreibung funktionierte diese „Technik" auch nur bei einer Stellung von hinten. Es lag immer eine gebrauchte Socke griffbereit und bei stärker werdender Erregung nahm er einen tiefen Atemzug durch die Socke. Eine nähere Beschreibung erspare ich mir hier an dieser Stelle, ich denke, die nachlassende Erregung kann sich jeder bildlich vorstellen.

Eines Tages flog es allerdings auf. Die Frau sah die Socke vor seinem Gesicht und mutmaßte „perverse Tendenzen" bei ihrem Mann. Das Gute an der Sache war: er musste sein Problem danach offen ansprechen und gemeinsam bekamen sie es allein mit der Lautstärkeregulation der Frau in den Griff. Denn genau diese Lustschreie der Partnerin waren es, die ihn in Ekstase brachten.

Gehörschutzstöpsel

Diesen Tipp bekam ich per Brief zugesandt. Nach vielen Überlegungen, was denn wohl der Grund für sein Zu-früh-kommen sei, kristallisierte sich bei einem Betroffenen heraus, dass es das laute Stöhnen der Partnerin ist. Den Mut, mit seiner Freundin darüber zu sprechen, hatte er zunächst allerdings nicht. So überlegte er nicht lange und schritt zur Tat. Er kauft sich im Baumarkt Gehörschutz-stöpsel, welche er heimlich in die Ohren drückte und sie erstmals im dunklen Schlafzimmer ausprobierte. Es klappte in diesem Fall tatsächlich einige Minuten länger, da das Stöhnen nur noch sehr gedämpft wahrnehmbar war. Die Stöpsel waren aber auch keine Dauerlösung, wie ihr in Kapitel 18 – Bericht 6 nachlesen könnt.

Das Callgirl

Immer mehr Männer fragen nach, ob ein Callgirl für die Onanieübungen oder eine Art Sexunterricht in Ordnung sei, da ihre Partnerin nicht üben wolle. Manche nutzen das als Vorwand, einmal zu einer Prostituierten zu gehen. Ich kann davon nur abraten. Stellt euch vor, eure Partnerin würde zu einem Callboy gehen, um dort neue Stellungen o.ä. auszuprobieren. Wie würde euch das gefallen? Bevor man sich für solch einen Schritt entscheidet, sollte man sich ernsthaft fragen, welche Konsequenzen das für die eigene Gefühlswelt und die der Partnerin haben könnte und ob es das wert ist.

Ich kann immer nur wieder sagen: sprecht mit euren Frauen darüber. Handelt nicht übereilt in Eigenregie, sondern bezieht eure Partnerin mit ein (siehe Kapitel 4).

Sexvermeidung

Eine nicht zu unterschätzende Anzahl von Männern praktiziert nach einem längeren Leidensweg eine Art Sexvermeidungsstrategie. Er selbst tut nichts mehr, um die Frau sexuell zu stimulieren und er weicht auch jeder intensiveren Liebkosung aus, um sich bloß nicht wieder durch das vorzeitige Ejakulieren zu blamieren. Die heimliche Selbstbefriedigung tritt nun an die Stelle des Geschlechtsaktes und es entsteht eine Art platonische Freundschaftsbeziehung zur eigenen Partnerin. Bezogen auf einen kürzeren Zeitraum kann eine Distanz erfrischend sein, aber die Gefahr einer beiderseitigen Unzufriedenheit bei länger andauernder Pause wächst.

Sex längere Zeit zu meiden, ist keine Lösung. Ganz im Gegenteil. Je seltener er vollzogen wird, desto empfindlicher ist man(n) dann für entsprechende Reize beim Sex und kommt dementsprechend früher.

Schmerz

Auch die „Schmerztherapie" ist unter Männern weit verbreitet. Hilft die „An-die-Schwiegermutter-Denkmethode" nicht, geht man zu schmerzhaftem Kneifen oder Quetschen über, um sich abzulenken. Als kleiner Kniff der Partnerin (z.B. kurzes Ziehen am Hodensack) kann das, gezielt und überraschend angewandt, durchaus den Ejakulationsdrang verzögern. Beim bewussten Schmerzzufügen durch den Mann tendiert die Wirkung jedoch gegen Null oder aber die Schmerzen werden so stark, dass er ganz die Lust verliert.

Alkoholkonsum

Es gibt Fälle, in welchen sich Männer vor dem Sex regelrecht betrinken in der Hoffnung, sie würden dadurch länger bis zu ihrem Orgasmus durchhalten. Gegen ein, zwei Gläser Sekt oder Wein ist überhaupt nichts einzuwenden. Einige Männer und Frauen können so besser vom Alltag Abstand gewinnen und sich entspannt und ohne Druck einander zuwenden. Von einem vorherigen Betrinken ist allerdings abzuraten. Ein übermäßiger Alkoholkonsum löst keine Probleme, sondern verschleiert diese nur und kann zu Erektionsstörungen und im schlimmsten Fall zur Sucht führen.

7 Tage beten

Im Islam sieht man dieses Problem eher als vorübergehend an. Dort empfiehlt man, 7 Tage lang zu beten, was in Verbindung mit Weihrauch und Honig Abhilfe schaffen soll.

Kartoffelsalat mit Mayonnaise

Mancherorts wurde sogar Kartoffelsalat mit Mayonnaise gegen vorzeitige Ejakulation empfohlen.

Derlei Theorien gibt es sicher noch einige. Diese aufzuzeigen soll keineswegs der Belustigung dienen, sondern bewusst machen, wie weit verbreitet dieses Problem ist, wie lange sich Menschen schon damit beschäftigen und wie weit einige Leute gehen, um die Ejakulation zu verzögern.

Kapitel 17: Beispiel für eine mögliche Vorgehensweise

Wie schon in vorangestellten Kapiteln beschrieben, gibt es im Falle der vorzeitigen Ejakulation kein Patentrezept. Im Laufe der Zeit kristallisieren sich aber empfehlenswerte Wege heraus. Für eine der häufigsten Situationen: „Mann mittleren Alters, der seit jeher nach einigen Stößen ejakuliert" möchte ich einen dieser Wege beispielhaft beschreiben.

Der wichtigste Schritt ist ein offenes Gespräch mit der Partnerin. In intimer Atmosphäre sollte man ganz genau herausfiltern, was jeweils für sie und für ihn erregend ist. Dieses Wissen ist für Vorspiel und Akt sehr wichtig, denn er kann sie somit besser stimulieren und sie reduziert die für ihn erregenden Stimulationen bzw. stellt sie vorläufig ganz ein. Danach sollte man sich die möglichen Auswege, wie Stellungen, Verhaltensweisen oder Hilfsmittel vor Augen führen und gemeinsam die passende (vielleicht auch kombinierte) Variante wählen.

Einige wollen nach einem solchen Gespräch erst einmal in Ruhe über das Gesagte nachdenken. Andere nutzen es gleich als Übergang in die praktische Umsetzung. Man sollte da einfach auf sein Gefühl hören, was man in diesem Moment lieber tun möchte („Rückzug" oder „Angriff"). Ein Glas Sekt oder Wein kann dann als Einstimmung dienen und für Entspannung sorgen. Bewährt hat sich dann der ganz einfache Zeitlupensex. Er dringt sehr vorsichtig ein, verharrt dann, zieht den Penis wieder heraus, wartet einige Sekunden und beginnt von vorn. Wichtig dabei ist eine ruhige und tiefe Atmung des Mannes und ein passiveres Verhalten der Partnerin. Im Falle des möglichen Rückgangs der Erektion verbleibt er einige Sekunden in ihrer Vagina und sie massiert seinen Penis mit ihren Beckenbodenmuskeln. Somit kann er wieder seinen „Mann stehen" und kann mit zwei, drei oder mehr Stößen fortfahren – immer sehr langsam und mit Pausen. Je nachdem, wie erregt er gerade ist und wie gut er bereits seinen Orgasmus kontrollieren kann, können Geschwindigkeit und Anzahl der Stöße variiert werden. Dies ist auch ein idealer Zeitpunkt, um diverse Stellungen und Techniken auszutesten oder um vielleicht taoistische Übungen auszuprobieren. Ziel ist, dass er lernt, die Signale seines Körpers besser zu deuten, somit seine Erregung durch den Wechsel von Geschwindigkeit und Pausen besser steuern kann und dies durch das Verhalten der Partnerin unterstützt wird. Im Laufe der Zeit sollte sich die Kontrolle mehr und mehr verbessern und man kann langsam dazu übergehen, immer mehr Reize hinzuzufügen, bis beide sich völlig gehen lassen können.

Wichtig ist hierbei auch die Akzeptanz des Mannes, dass es vollkommen in Ordnung ist, wenn er ab und zu früher kommt als seine Partnerin. Er sollte es sich erlauben und beide sollten es genießen. Er hat jetzt die Möglichkeit, den Erguss mit einer bestimmten Vorgehensweise hinauszuzögern. Das sollte allerdings kein Zwang werden, denn der Spaß beider Partner steht im Vordergrund. Auch sollte man sich hier keinem zeitlichen Druck aussetzen. Einige Wochen oder Monate wird es schon brauchen, um langjährige Verhaltensweisen bewusst zu ändern. Der sich dann einstellende Erfolg belohnt sicher für diese Zeit des Übens und Ausprobierens.

Parallel kann man die Möglichkeit nutzen, sich mit anderen Betroffenen im Forum von www.vorzeitige-ejakulation.de auszutauschen. Die so erhaltenen Informationen - und es sind oft die kleinen Dinge, die Wirkung zeigen - können dann in den eigenen Sex mit einfließen und zu einer Verbesserung beitragen.

Eine Sexualberatung erübrigt sich auf diese Weise häufig. Sollte man sich jedoch sehr unsicher fühlen, empfiehlt es sich, einen Sexualtherapeuten zu konsultieren und sich professionell beraten zu lassen.

Berichte Betroffener

Berichte Betroffener

Viele tausend Besucher haben im Laufe der Zeit die Homepage besucht. Einige haben in der Hoffnung, anderen mit ihren Erfahrungen Mut zu machen und vielleicht etwas Hilfestellung zu geben, ihren Werdegang niedergeschrieben und erläutert, was ihnen bei der Lösung des Problems „vorzeitige Ejakulation" geholfen hat. Dafür bin ich sehr dankbar, denn so bleibt es nicht nur bei theoretischen Ansätzen, sondern es werden praktische Tipps für die Umsetzung gegeben und zwar von denen, die es selbst ausprobiert haben. Auch über Rückschläge wird berichtet und vor allem wird eines deutlich: jeder Mensch und somit jedes Problem sind individuell. Was dem einen zu einer neu erlebten Sexualität verhilft, kann bei anderen völlig wirkungslos sein. Manch einem genügt beispielsweise schon ein stärkeres Kondom, was bei einem anderen nicht die Spur einer Besserung bewirkt.

Ich habe insgesamt sechs Berichte aus verschiedenen Bereichen herausgesucht, um die unterschiedlichen Herangehensweisen und Problemlösungen zu verdeutlichen. Vielleicht ist ja die eine oder andere Anregung auch für euch dabei. Lesenswert sind sie auf jeden Fall.

Ein großes Dankeschön gilt den Verfassern der nachfolgenden Berichte. Danke für euren offenen Einblick in diesen privaten Bereich eures Lebens!

Kapitel 18 - Bericht 1

„Lautstärke und bewusstes Handeln", Oliver, 29 Jahre

Hallo Männer und interessierte Frauen!

Ich habe es geschafft und ihr schafft das auch! Insgesamt elf Jahre lebte und litt ich mit und an ejaculatio praecox. Natürlich wusste ich nicht von Anfang an, dass es dafür einen oder speziell diesen Namen gibt, aber ich habe im Laufe der Zeit viel gelernt.

Also, ich hab meinen Spaß gehabt, habe meine Jugend ausgekostet und mich erst jetzt gebunden. Doch es gab fast immer einen Wermutstropfen. Ich kam relativ zeitig, eigentlich immer vor der Frau. Außer in einem Falle, aber darauf gehe ich später ein. Ich war früher aber eher egoistisch eingestellt, so machte es mir anfangs nicht viel aus. Irgendwann jedoch machte mich eine Freundin darauf aufmerksam und verlangte recht energisch nach ihren Freuden und zwar nicht durch orale Stimulanz, sondern durch Geschlechtsverkehr. Daraufhin änderte sich meine Denkweise schon sehr. Ich versuchte mein Bestes, aber es wollte nicht länger dauern. Letztlich war das tatsächlich für die Frau ein Grund, mich zu verlassen. Ich fühlte mich in meiner Männlichkeit verletzt und das war nun mein Maßstab.

Einige Zeit später lernte ich eine Frau kennen, die das sprichwörtliche „Brett" war. Ich bitte euch, insbesondere die Frauen, dies nicht misszuverstehen, aber das bringt es am ehesten auf den Punkt. Diese Frau regte sich kein Stück, man hatte das Gefühl, sie würde alles über sich ergehen lassen. Irgendwie machte mir das nicht so richtig Spaß und ich kam auch sehr viel später, manchmal sogar gar nicht. Naja, die ganze Geschichte lief nicht lange und ich schenkte dem auch nicht mehr viel Bedeutung.

Nach einigen Liebschaften, wo sich das Problem des frühzeitigen Kommens wieder einstellte, fand ich dann zu meiner jetzigen Partnerin. Aber auch bei ihr kam ich viel zu schnell. Ich würde sagen, es dauerte so knapp über eine Minute reinen Verkehrs und es war vorbei. Auch Wiederholungen (bis zu vier nacheinander!) brachten da keine Besserung. Ganz im Gegenteil, mein Penis schmerzte dann sogar aufgrund der viele Einsätze hintereinander.

Ich überlegte dann hin und her und sah im TV mal eine Sendung über Ängste. Dort wurde gezeigt, dass man mit bestimmten Atemtechniken Linderung erlangen kann. Das wollte ich ausprobieren und ich atmete während des Sex langsam und tief. Leider brachte das nicht den richtigen Erfolg und meine Freundin sprach mich sogar an, ob ich denn keinen Spaß habe. Dann fing ich an, zu grübeln und mir fiel schlagartig ein, dass der Sex ja schon mal lange andauerte und zwar mit der Frau, die sich nicht rührte bzw. nichts von sich gab. Für mich als praktisch denkender Mensch lag darin die Lösung. Es war also kein Defekt meinerseits, sondern wurde durch äußere Faktoren beeinflusst. Ich dachte lange nach und überlegte, was zu tun ist. OK, es konnten zwei Dinge oder die Kombination dieser Dinge sein. Die Bewegungen meiner jetzigen Partnerin oder das Stöhnen, das sie von sich gab. Welches konnte ich beeinflussen? Ich ging kurzerhand in den Baumarkt und kaufte mir sogenannte Gehörschutzstöpsel. Am gleichen Abend lag meine Freundin schon im Bett und ich ging bewusst im Dunkeln (mit den Stöpseln im Ohr) ins Schlafzimmer und zu ihr ins Bett. Die Geschichte mit den Stöpseln mag manchem ungewöhnlich oder gar lächerlich erscheinen, aber es hat funktioniert! Ich bin zwar immer noch vor ihr gekommen, aber ich hielt einige Minuten aus. Ich konnte in ihr sein, mich leidenschaftlich mit ihr bewegen und es erstmals länger zu genießen.

Das veranlasste mich, nach weiteren Faktoren zu suchen. Das Problem wurde eingekreist. Für mich war aber auch klar, dass ich ab diesem Zeitpunkt mit meiner Freundin darüber reden muss, um es offen und ehrlich mit ihr zusammen anzugehen und nicht irgendwann aufgrund der Stöpsel im Ohr überflüssige Problemgespräche führen zu müssen. Das Gespräch war ungemein offen und auch sehr lang. So intensiv habe ich mich schon lange nicht mehr mit ihr unterhalten. Ich habe ihr erklärt, dass ich ihren erregten Bewegungen, ihrem Blick und vor allem ihren Geräuschen nicht widerstehen kann und, dass es mir fast unmöglich ist, es lange in ihr auszuhalten. Ich erzählte ihr auch von meinem Experiment mit den Stöpseln. Sie musste lachen, ziemlich lange sogar, doch dann hielt sie inne und meinte, sie wolle mich damit nicht verletzen. Naja, ich fand die Situation auch komisch und ich glaube, es ist immer besser, vieles etwas lockerer zu sehen. Sie fragte dann, wie sie mir helfen kann und ich meinte, dass ein etwas passiveres Verhalten, was Bewegungen und Geräusche angeht, meiner Ausdauer helfen kann.

Danach folgten einige Experimente, wie weit sie gehen darf, so dass ich nicht gleich soweit bin, aber auch nicht so, dass sie keinen Spaß mehr daran hatte und ich somit auch nicht. Es waren schon einige Nächte, wo sie sich stark zusammengerissen hat, zumindest für einen gewissen Zeitraum. Letztlich gelang das Ganze aber immer besser und durch eine Kombination meinerseits von langsamerer, bewusster Atmung, dem Schließen meiner Augen, Stellungen, bei denen sie „weit offen" war sowie ihrer anfangs gedämpften Lautstärke klappte es super. Mittlerweile kann ich 15 Minuten und mehr und auch meine Frau kann sich nach drei Monaten der Zurückhaltung wieder richtig gehen lassen. Ich habe gelernt, mich zu kontrollieren und die richtigen Stellungen zu benutzen, vielleicht ist es auch eine Art Gewohnheit geworden. Genau kann ich es nicht sagen.

Ich möchte die Möglichkeit nutzen, mich bei meiner Frau zu bedanken. Ich weiß nicht, ob das jede Partnerin mitgemacht hätte. Danke Schatz!!

Noch ein Hinweis an die Männer. Die Partnerschaft sollte schon zu 100% funktionieren, um so etwas erfolgreich praktizieren zu können. Leicht können Missverständnisse entstehen oder die Frau kann den Spaß am Sex verlieren, denn sich gehen zu lassen, ist sehr wichtig für die Sexualität. Wenn ihr die Balance haltet, sensibel handelt und beide wirklich an der Lösung des Problems interessiert sind, wird es klappen. Ich drück euch die Daumen!

Euer Oliver

Kapitel 19 - Bericht 2

„Paarberatung", Claudia und Thomas, 28 + 29 Jahre

Nach der Bitte, doch etwas über meinen Leidensweg zu schreiben, kann ich aus heutiger Sicht gar nicht mehr richtig in die damalige Situation hineinversetzen. Vielleicht ist das auch gut so, denn momentan bin ich sexuell sehr ausgeglichen. Ich weiß heute, dass es falsche Sichtweisen, falsche Erwartungen und ein falsches Männerbild waren. Aber von Anfang an.

Ich war 16 und gleich sollte es passieren. Meine Entjungferung stand kurz bevor und ich sollte zum Mann werden. Oh je, war ich nervös. Sie war schon 18 und hatte (aus meiner damaligen Sicht) schon einiges mehr an Erfahrung. Ihre Eltern waren nicht da, wir hatten einen schönen Schmuseabend und lagen nackt nebeneinander. Von Freunden wusste ich ungefähr, was zu tun war und es prasselten lauter fremde, gleichzeitig aber geile Gefühle auf mich ein und schon bevor es zur Sache ging, bin ich gekommen. Das war mir sooo unangenehm, aber sie hatte Verständnis dafür und meinte, wir sollten es später noch einmal probieren. Gesagt, getan folgte der nächste Anlauf und was passierte? Genau, ich kam sofort, nachdem ich in sie eingedrungen war. An diesem Abend beließen wir es dabei. Aber zusammengefasst war das der Einstieg in meine „ich komm zu früh"-Karriere.

Im Laufe der Zeit und mit verschiedenen Partnerinnen besserte sich dieser Zustand nur leicht. Ich konnte zwar irgendwann Geschlechtsverkehr haben, aber der dauerte eigentlich nie länger als 30 Sekunden. Einige Partnerinnen nahmen das scheinbar gelassen, andere wiederum reagierten sichtlich sauer. Eigentlich ein wunderbarer Indikator für den Charakter einer Frau, aber dafür ist die Thematik doch irgendwie zu ernst.

Ich fragte mich stets, was denn mit mir los sei und warum denn gerade ich. Warum ich? Freunde von mir erzählten von ihren sexuellen Ausschweifungen im Auto, im Freien oder im Kino, von ihren ersten Oralsexerfahrungen etc. All das trug dazu bei, mich als Sonderling zu betrachten und das Thema Oralsex brachte das Fass zum überlaufen, denn bei oralen Freuden konnte ich die Sekunden an einer Hand abzählen. Mein ganzer Alltag drehte sich schon nur noch um dieses Thema und es fiel mir zunehmend schwerer, auf Frauen zuzugehen, da ich immer schon einige Schritte weiterdachte und sie nicht enttäuschen wollte.

Heute lebe ich in einer festen Partnerschaft mit einer Frau zusammen, die mein zu frühes Kommen nie als riesiges Problem gesehen hat (ihr wisst schon, Charaktertest ☺). In ihrer Nähe hatte ich zum ersten Mal das Gefühl, so sein zu können, wie ich war, mich nicht verstellen zu müssen oder hohen Erwartungen zu genügen. Sie war dann auch die erste Frau, mit der ich einige Beckenbewegungen durchstand, bevor ich kam.

Ich probierte dann heimlich alles aus, was ich zu diesem Thema finden konnte. Ich onanierte vorher im Bad, wälzte medizinische Fachbücher, nahm „Spezialpillen" oder versuchte, während des Sex an etwas anderes zu denken bzw. mir Schmerz zuzufügen. So richtig hat nichts funktioniert, schon gar nicht auf Dauer. Eines Tages hatte ich dann das Gefühl, dass meine Freundin nach meinem Orgasmus unzufrieden schien. Wir hatten uns mal geschworen, uns alles anzuvertrauen und keine Geheimnisse zu haben. So habe ich dann von meinem Problem erzählt. Sie war ganz erstaunt, denn sie hätte nicht im Entferntesten angenommen, dass ich mich damit schwer tue, denn alle ihre vorigen Männer kamen ebenfalls relativ früh. Dennoch wollten wir daran was ändern und wir machten Tage später einen Termin bei einem Paartherapeuten.

Diese Sexualberatung war der Schlüssel zum Erfolg. Zum ersten mal sprach ich mit meiner Freundin über all meine Ängste und Wünsche und sie tat das dann auch. Da kam einiges ans Tageslicht und das war gut so. Ich erfuhr von unserem Therapeuten, dass meine Angst für eine Beziehung problematisch werden könne, da ich alles nur darauf reflektierte und meine Männlichkeit nur daran maß. Er sagte immer, es gehe ihm um „Tun, Fühlen und Verstehen". Wir fingen dann an, Näheübungen zu praktizieren und bekamen Tipps, uns gegenseitig zu streicheln und zu stimulieren, aber ohne Berührungen der Genitalien. Früher hatte ich Angst, solchen Dingen die Erotik zu nehmen, wenn man darüber redet. Heute weiß ich, dass ein bestimmtes Maß an Kommunikation unumgänglich ist.

In unseren eigenen vier Wänden wandten wir uns dann den Übungen zu, wobei man gleich dazusagen muss, dass es hierbei nicht in erster Linie um die Technik geht, sondern um eine neue Form der Nähe und des Vertrauens. Ich muss zugeben, dass es mir sehr schwer fiel, meiner Frau nicht zu nahe zu kommen, denn Bestandteil der Beratung waren auch Grenzen, die vorher gesetzt wurden. Aber so habe ich auch gelernt, mich in Geduld zu üben und, was noch viel wichtiger ist, Zärtlichkeiten und Nähe viel mehr zu genießen als den reinen Akt. Später folgten dann Zärtlichkeiten mit Genitalstimulation, wobei sie mich stimulierte, bis ich kurz davor war, und dann kurz pausierte. Es dauerte einige Zeit, bis sie wusste, wann es bei mir soweit ist, aber das klappte dann wunderbar. Anfangs war es noch etwas holprig, aber im Laufe der Zeit wurden diese Übungen unheimlich intensiv und lustvoll, nein sie sind es heute noch, denn mittlerweile sind sie Bestandteil unserer Sexualität. Wir fanden so heraus, was uns beiden jeweils gefällt und was mich so in Fahrt brachte. Ich habe mir immer genommen, was ich wollte. Ich liebte es, ihren Hintern zu umklammern und kräftig zuzustoßen. Da lag mein Fehler. Ich übte mich also mehr und mehr in Geduld und erst in der Schlussphase gebe ich mich völlig hin. Erst dann berühre ich ihrem Hintern und es dauert dann auch nicht lange bis zum Orgasmus. Vorher haben wir allerdings sehr intensiven, genussvollen Sex.

Heute bin ich langsamer, geduldiger und zärtlicher. In den Augen meiner Frau bin ich ein ganz anderer Mann. Wir haben Stellungen und Techniken probiert, von denen ich früher nicht zu träumen wagte. Ich selbst habe meine Sexualität neu entdeckt und ich hoffe, dass mein Bericht anderen Männern Mut macht.

Thomas

Kapitel 20 - Bericht 3

„Onanie-Methode", Stephan, 33 Jahre

... Ich habe sehr positive Erfahrungen mit der Onanie-Methode gemacht und möchte an dieser Stelle erklären, wie ich mit ihr meine Probleme in den Griff bekommen habe.
Dazu vorher eine kurze Erklärung meiner Situation:
Meine erste dauerhafte Beziehung war sehr ausgefüllt, bei der beide Seiten nichts vermisst haben, auch sexuell gesehen. Wir trennten uns leider nach sieben Jahren, als es u.a. zu großen finanziellen Problemen kam. Es dauerte etwa zwei Jahre, bis ich wieder eine feste Beziehung mit einer Frau eingegangen bin. Vor einem Jahr haben wir sogar geheiratet. Insgesamt sind wir nun drei Jahre zusammen, trotz meines Problems. Seitdem ich meine Frau jetzt kenne, habe ich Probleme mit vorzeitiger Ejakulation. In meiner vorherigen Beziehung war das nicht der Fall. Da hatte ich noch angenommen, das betrifft nur andere und mir würde das nie passieren. Natürlich hatte ich beim Sex ab und zu mal meinen Orgasmus früher als geplant. Aber nun war es jedes Mal so. Es ist nur eine Frage von wenigen Minuten, oft noch nicht einmal das. Ich konnte es anfangs gar nicht fassen. Meine ganze Sexualität war über den Haufen geworfen. Mir war die Situation meiner Frau gegenüber schrecklich peinlich. Ich hatte manchmal Angst vor dem Sex, machte meiner Frau vor, das ich Stress auf der Arbeit hätte. Nach einiger Zeit sprach sie mich konkret darauf an. Sie hatte mein Problem natürlich mitbekommen, auch meine Ausflüchte. Sie war aber so lieb, auf mich einzugehen und hat mir ihre Unterstützung angeboten. Eine Erklärung, wie es zu dem Problem gekommen ist, ließ nicht lange auf sich warten. Meine vorherige Freundin war, sexuell gesehen, ruhig. Nicht, dass uns der Sex keinen Spaß gemacht hätte. Da war nichts, was ich vermisst hätte. Aber nun ist die Situation ganz anders. Meine Frau ist beim Sex aktiver, sie geht total aus sich heraus. Dies stimuliert mich sehr viel stärker als vorher oder einfach gesagt: es macht mich so an, dass ich mich schon nach Sekunden nicht mehr unter Kontrolle habe.

Ich habe dann zusammen mit meiner Frau überlegt und Lösungen gesucht. Dabei stießen wir vor kurzem im Internet auf eine Seite mit Informationen und einem Forum mit ebenfalls Betroffenen (Anm. des Autors: www.vorzeitige-ejakulation.de). Wir haben uns dann mit der Onanie-Methode auseinandergesetzt, weil ich annahm, dass sich mein Problem wohl aus dem mangelnden Training der Ejakulationskontrolle ergibt und ganz besonders unter stärkerer Stimulation auftritt. Meine Frau hatte nichts dagegen, dass ich mir Erotikvideos anschaue und dabei Hand an mich lege. Für dieses Verständnis und ihre Unterstützung bin ihr unglaublich dankbar. Meiner Meinung nach sollte jeder Mann, der ein ähnliches Problem hat, zusammen mit seiner Frau nach einer Lösung suchen. Anfangs war ich es eher, der damit ein Problem hatte. Ich stamme aus einem sehr streng katholischen Haus. Die Pubertät war sexuell für mich ein orientierungsloses Fiasko. Onanieren war ein Tabu. Und wenn ich mich mal selbst befriedigte, dann mit einem immens schlechten Gewissen. Daher schwang zu Beginn der Methode noch etwas Scheu mit. Es kamen die ganzen jugendlichen Erinnerungen wieder hoch. Auch die zu den Sexheftchen und den Pornovideos. Ich war erst 22 Jahre alt, als ich das erste Mal in einem Sexshop war und auch das war nur eine Mutprobe unter Freunden. Mittlerweile bin ich aber etwas aufgeklärter und habe eine andere Haltung zu den vorgespielten Sexphantasien. Zu sehen, wie mit Silikon vollgepumpte Barbiepuppen und bodygebuildete Schönlinge schlecht synchronisiert stundenlang aufeinander rumhüpfen, machte mich auf Dauer nicht sonderlich an. Ich habe es mit einem Video dieser Art versucht, aber der Erfolg war nicht besonders groß – ganz im Gegenteil. Kurzzeitig war ich sogar neidisch auf die Superhengste, die nicht mit meinem Problem konfrontiert waren. Ich startete daher einen Versuch mit einfachen Sexheften. Da waren recht schnell Erfolge zu verzeichnen. Ich stimulierte mich, wie es empfohlen wurde, und es gelang mir innerhalb kürzester Zeit, meinen Orgasmus hinauszuzögern. Nur beim Sex mit meiner Frau gelang mir das noch nicht. Ich hatte da nach wie vor die gleichen Probleme. Die Reize waren noch immer zu stark. Über die Homepage fand ich dann Empfehlungen für Erotikfilme, die etwas sensibler produziert sind und sogar meiner Frau zusagten'

Die waren ideal!! Meine Frau hat sich die Filme angesehen und war/ist sehr angetan davon. OK, genug der Vorgeschichte.

Erst übte ich allein. Ich hatte immer noch Bammel davor, mir in Anwesenheit meiner Frau „einen runter zu holen". Ich legte also eines der Videos ein und genoss die steigende Erotik. Ich fing dann an, mich zu stimulieren und onanierte. Dies tat ich schon anderes als früher. Früher wollte ich einfach nur schnell kommen, jetzt legte ich mehr Wert auf ein andauerndes Vergnügen. Ich befriedigte mich also selbst, bis ich kurz davor war und hörte dann auf. Es brauchte eine Weile, bis ich den Zeitpunkt richtig deuten konnte und es gab auch einige zu zeitige Ergüsse, aber ich war beseelt davon, ein ausgeglichenes Sexualleben zu führen. Die Lustschreie der Frauen im Film trugen ihr übriges dazu bei, das kann sicher jeder Mann nachvollziehen. Also übte ich weiter und kurz vor dem Orgasmus stoppte ich, ließ meine Erregung abflachen und onanierte weiter. Nach einigen Wochen klappte das wunderbar. Ich praktizierte das ca. 30 Minuten. Jetzt zog ich meine Frau hinzu. Sie war nach eigenen Aussagen sehr neugierig darauf, mich „dabei" zu beobachten. Wir suchten uns nun ruhige und stressfreie Abende aus und machten es uns so richtig gemütlich. Dann legte ich das Video ein und ich liebkoste meine Frau. Die Erregung stieg und ich wusste, wenn ich jetzt Sex mit ihr hätte, würde ich binnen Sekunden kommen. Ich wollte also neben ihr onanieren. Es wollte nicht klappen – ich war zu nervös. Meine Frau machte daraufhin etwas Unerwartetes. Sie fing an, sich zu befriedigen. Das brach alle Mauern und ich konnte nun neben ihr ebenfalls „Hand an mich legen". Kurzum, es klappte dann mit dem Onanieren. Allerdings fiel es mir sehr schwer, die Filme zu sehen, meine Frau neben mir zu spüren und Kontrolle zu behalten. Beim ersten Mal kam ich relativ früh, aber es wurde von Mal zu Mal später. Ich onanierte, machte Pausen und zögerte es immer weiter hinaus. Innerhalb von ca. sechs Wochen konnte ich meinen Orgasmus nicht nur bei den Filmen, sondern auch neben meiner Frau und letztlich beim Sex mit meiner Frau bis zu einer halben Stunde herauszögern.

Männer, es läuft prima. Insgesamt habe ich jetzt ein viel intensiveres Körpergefühl. Ich habe meinen Körper unter Kontrolle, liebe intensiver und „beherrsche", wenn nötig, meine Leidenschaft. Stephan

Kapitel 21 - Bericht 4

„Medikamentöse Behandlung", Hans-Peter, 46 Jahre

Hallo, mein Name ist Hans-Peter und ich litt mehr als 20 Jahre unter meinem vorzeitigen Orgasmus. Leider wird das Thema ja auch so sehr tabuisiert, dass ein Austausch unter Männern fast unmöglich ist. Auch ich getraute mich lange nicht, mit jemandem darüber zu reden. Das ärgert mich heute noch!

Ich liebe meine Frau Sabine noch wie am ersten Tag. Ich sah sie und wusste, die ist es. Sie ist meine erste und einzige Liebe und ich würde alles für sie tun. Sie ist lieb, intelligent, humorvoll, einfühlsam und kümmert sich rührend um unsere Söhne. Sie hat einen unglaublich schönen Körper, dessen Rundungen mich schon immer um den Verstand brachten. So ist es heute noch, ein Kuss von ihr genügt und ich stehe bereits „Gewehr bei Fuß" vor ihr. Ich denke, ihr wisst, wie ich das meine. Schon Kleinigkeiten erregen mich so sehr, dass in früheren Zeiten sogar ein Orgasmus möglich war, ohne auch nur ausgezogen zu sein. Und genau da liegt mein Problem und es macht mir so sehr zu schaffen, dass ich beim Sex lange Zeit an nichts anderes mehr denken konnte, als nur nicht so früh zu kommen. Eigentlich habe ich alles erreicht im Leben - Karriere, eine gesunde Familie, eigenes Heim, finanzielle Freiheit und eine funktionierende Partnerschaft. Aber dieses „kleine" Problem nagte an mir und bekanntlich höhlt steter Tropfen den Stein. Ich redete mir ein, ihr nicht zu genügen, kein vollwertiger Mann zu sein. Der Genuss beim Sex ließ nach. Ich verkrampfte und versteifte mich mehr und mehr darauf, der „perfekte Liebhaber" sein zu wollen. Irgendwann platzte dann der Knoten, als sich plötzlich zu meinem Ejakulationsproblem noch ein Erektionsproblem gesellte, sprich, mein Glied wurde aufgrund meiner ständig rumorenden Gedanken nicht mehr hart genug für einen Geschlechtsverkehr.

Selbstverständlich versuchte meine Frau herauszubekommen, was mit mir los sei, aber es war wie eine Blockade. Ich konnte es nicht sagen. Ich hätte mich wie ein Versager gefühlt, es ging nicht. Es wurde jedoch immer schlimmer bis zu dem Punkt, wo im Bett fast nichts

mehr lief. Ich muss dazusagen, dass mir unser Sex trotz des „Problems"
immer Spaß gemacht hat und auch meine Frau beschwerte sich nie.
Ich liebe sie so, wie sie ist und umgekehrt. Nur aus irgendeinem
Grund wollte ich besser werden. Nun ja, es kam zu dem besagten
Punkt, an dem nichts mehr lief. Ich weiß es noch, wie heute. Es war
schlechtes Wetter, der Tag war einfach Sch..... und abends kam das
Bettdesaster noch hinzu. „Er" rührte sich nicht. Nachdem meine Frau
eingeschlafen war, schlich ich mich aus dem Haus und wollte meinen
Kummer einfach nur ersäufen. Aufgrund unserer antialkoholischen
Lebensweise hatten wir nichts Trinkbares im Haus und ich ging total
am Boden in die nächste Kneipe unseres kleinen Orts.

Dort bestellte ich mir einen Wodka nach dem anderen. Zu meinem
großen Glück stand dort aber Elli hinter der Theke. Eine Frau, die
sich aufgrund ihres Berufs täglich Sorgen und Nöte der Mitmenschen
anhörte. Sie kam auf mich zu, wollte mir erstmal nichts mehr
einschenken und fragte, was denn los sei. Mir war alles egal. Ich hatte
zum ersten Mal im Leben im Bett „versagt" und war total betrunken.
Ich schilderte ihr mein Leid und stieß kurioserweise auf verständige
Ohren. Sie führt einen ganz anderen Lebensstil als ich und hat
wechselnde Partnerschaften. Siehe da, sie kannte mehr als nur einen
Mann mit diesem Problem des zu schnellen Kommens. Sie meinte, bei
Erektionsstörungen gäbe es ja genügend bekannte Medikamente, aber
auch bei meinem speziellen Problem bestünde eine Möglichkeit der
Abhilfe. Plötzlich war ich geistig voll da und lauschte ihren Worten. Sie
sprach von einem ihrer Männer, der Seroxat® ausprobiert hatte. Ihren
Worten nach führte das zu einschlagenden Erfolgen. Anfänglich lief
wohl   sehr   wenig   im   Bett,   aber   nach   einer   gewissen
Eingewöhnungsphase blieb der zu schnelle Erguss meist aus ...

Ich hörte irgendwann schon gar nicht mehr zu. Sollte das wirklich
funktionieren? Sollte es einen Weg geben? Ich bin nicht allein? Ich
war voller Euphorie und ging nach Hause. Meine Frau schlief noch
und ich legte mich leise hinzu. Am nächsten Morgen hatte ich
tierische Kopfschmerzen und wusste nicht, ob das alles nur ein Traum
war. Ich informierte mich im Büro gleich im Internet und beschloss,
mein Problem anzugehen. Kurzerhand machte ich einen Termin bei
einem Sexualtherapeuten in der nächsten Großstadt und fuhr dorthin.

Er fragte mich ganz genau aus, ließ mich zusätzlich Fragebögen beantworten und versuchte, sich ein Bild meiner persönlichen Situation zu machen. Er schlug dann eine Gesprächstherapie vor, was ich als alleinige Maßnahme ablehnte. Ich wollte unbedingt dieses Medikament ausprobieren und wir fanden einen Kompromiss. Beides wurde kombiniert. Ich nahm an vielen Sitzungen teil und begleitend bekam ich das heiß ersehnte „Wundermittel". Die möglichen Nebenwirkungen lasen sich zwar nicht sehr erbaulich, aber ich war wild entschlossen. Meiner Frau sagte ich nichts. Ich nahm es heimlich ein.

Die ersten Tage verspürte ich Übelkeit und fühlte mich sehr matt. Die Lust auf Sex war komischerweise vollends verschwunden. Erst nach ca. einer Woche besserte sich das und ich wollte es nun endlich testen. Ich hatte über eine Woche keinen Sex mehr und war dementsprechend „geladen". Ich weiß nicht genau, warum die Versteifungsprobleme nicht mehr vorhanden waren, ich führe es auf den starken Glauben an das Medikament zurück. Glaube versetzt ja bekanntlich Berge. Nach einigen Minuten war der Verkehr allerdings vorbei. Ich wollte es daraufhin noch einmal versuchen und als ich dann wieder einsatzbereit war, begann ich, meine Frau zu stimulieren. Es folgte der für mich längste Sex meines Lebens. Ich wollte nicht kommen und genoss die endlosen Bewegungen. Meine Frau war natürlich sehr verwundert, genoss es aber nach einigen Minuten sichtlich. Da eröffnete sich eine ganz neue Hürde, meine Ausdauer. Ich bin kein Sportler und habe auch noch nie über drei Minuten Sex gehabt. Nun nach über 15 Minuten konnte ich einfach nicht mehr, aber ihr könnt es mir glauben, ich war in dem Moment der glücklichste Mann auf Erden.

In den darauffolgenden Tagen gab es öfter Sex als gewohnt und vor allem längeren! Ich begann auch, regelmäßig Laufen zu gehen und das Sexualleben war nun unheimlich befriedigend. Natürlich sprach mich meine Frau darauf an und ich erzählte ihr alles. Anfangs war sie enttäuscht, dass ich meine Sorgen anstatt mit ihr mit einer Barkeeperin teilte, aber ich glaube, sie hat meinen damaligen Leidensdruck inzwischen verstanden.

Mittlerweile sind die Erektionsstörungen überhaupt nicht mehr vorhanden. Ich führe das auf das wachsende Selbstbewusstsein zurück. Wir sind momentan sogar so weit, dass wir in Absprache mit meinem Therapeuten Seroxat® langsam absetzen. Es gelingt von Mal zu Mal besser. Ich bin guter Dinge, dass ich irgendwann einmal medikamentfrei langen Sex haben werde. Der Grundstein ist gelegt und die Signale stehen auf grün.

Mein besonderer Dank gilt Elli. Ich bin überzeugt, dass alles im Leben seinen Sinn hat. Hätte ich mich damals nicht so schlecht gefühlt, wäre ich nicht in die Bar gegangen und ...

Männer, es gibt Lösungen. Wie ich heute weiß, gibt es noch viele andere Möglichkeiten. Wartet nicht bis ins hohe Alter, geht es offensiv an! Ich wünsche euch einen ebenso langen und intensiven Sex, wie ich ihn inzwischen erleben darf.

Danke, Elli!

Hans-Peter

Kapitel 22 - Bericht 5

„Stellungen", Lena, 25 Jahre

Mein Freund und ich lernten uns vor zweieinhalb Jahren auf einer Kirmes kennen, als ich für eine Freundin beim Ausschenken ersatzweise einsprang. Wir merkten schnell, dass wir einen ähnlichen Humor haben und hatten den ganzen Abend einen Mordsspaß. Ein paar Tage später besorgte er sich von meiner Freundin meine Nummer und wir verabredeten uns mehrmals.

Mit jedem Treffen kamen wir uns näher, bis wir schließlich das erste Mal miteinander schliefen. Klar, wir waren beide etwas unsicher und ziemlich aufgeregt. Deshalb machte ich mir auch keine Gedanken, als er schon kurz nach dem Eindringen kam. Ich nahm einfach an, dass sich das mit der Zeit legen würde, wenn wir miteinander vertrauter sind. Aber es änderte sich nicht: wenn wir miteinander schliefen, dann dauerte es meist nur sehr kurz, bis er zum Höhepunkt kam. Ok, es hat mich in den ersten Monaten nicht allzu sehr gestört, da ich mich in unserer Beziehung ansonsten unglaublich wohl fühlte. Unsere Auffassungen von Nähe und Freiraum in einer Beziehung waren sehr ähnlich. Neben den gemeinsamen Unternehmungen hatte jeder immer noch seinen eigenen Bereich, Zeit für sich. Klar gab es auch mal Meinungsverschiedenheiten, aber keine grundsätzlichen Zweifel an der Beziehung. Aus anfänglicher Verliebtheit war mit der Zeit Liebe geworden.

Aber der Sex – er hätte eben manchmal gut und gern ein bisschen länger dauern können. Nach einem Jahr machte ich mir dann wirklich Gedanken. Das konnte doch nicht mehr die Aufregung sein. Es war ja auch nicht so, dass er sich egoistisch verhielt und nur an seine Befriedigung dachte. Nur brauche ich halt etwas länger – und eben dieses „länger" beim eigentlichen Verkehr fehlte mir. Also sprach ich ihn vorsichtig darauf an, woran es liegen könnte, dass er so schnell zum Höhepunkt kommt und unser Verkehr meist nur kurz dauert. Das Thema war ihm offensichtlich sehr peinlich und unangenehm, er blockte ab, wollte nicht darüber reden. Kurz: das Gespräch ging gründlich vor den Baum.

Am nächsten Tag jedoch hatte er sich gesammelt, kam auf mich zu und wir redeten in Ruhe. Er erzählte, dass er dieses Problem schon immer hatte, sich dessen auch bewusst sei, aber er weiß nicht, was er dagegen tun kann. Frauen machen ihn eben einfach so sehr an, dass er sich nicht lange beherrschen kann. Aber er wollte nun alles daran setzen, dass unsere Beziehung nicht an diesem Problem kaputtgeht und der Sex auch für mich befriedigend ist.

Allein dieses Gespräch war schon eine ungemeine Erleichterung für mich und auch für ihn. Aber damit war das Problem ja noch nicht aus der Welt. Denn so wichtig auch Reden ist: auf Worte müssen Taten folgen. Also begannen wir, nach Wegen zu suchen, wie wir längeren Sex haben können, der uns beide befriedigt.

Da ich insgesamt eine längere „Vorbereitungszeit" brauche als er, dehnten wir zunächst das Vorspiel aus, um mir sozusagen einen Vorsprung zu geben. Beim eigentlichen Verkehr gingen wir es erstmal ruhig an, das heißt, mein Freund bewegte sich ganz langsam in mir. Dadurch besserte es sich zwar schon und unser Sex dauerte länger als vorher, aber so ganz zufrieden waren wir beide noch nicht. Es war eben immer noch recht schnell vorbei und wir waren ein bisschen gefrustet. Aber da gibt es nur einen Ausweg: nicht aufgeben, weiter nach Lösungen suchen und Geduld zeigen. Denn Erfolge stellen sich nun mal nicht über Nacht oder nach zwei Mal Sex ein.

Weiter nach Lösungen suchen – nur wo? Auch wenn es einige Männer blöd finden werden, weil sie es vielleicht als Vertrauensbruch sehen: ich sprach mit meiner besten Freundin, was wir denn noch anders machen können. Die riet mir, doch mal Stellungen zu versuchen, bei denen mein Freund nicht vollkommen eindringen kann. Das ist zum Beispiel der Fall, wenn die Frau auf dem Rücken liegt und die Beine nach unten gestreckt und kaum gespreizt hat (ähnlich Missionarsstellung). Im Laufe des Aktes nimmt man die Beine immer höher, so dass dann ein tieferes Eindringen möglich ist. Es gilt, zuerst dafür zu sorgen, dass er nicht vollkommen eindringen kann und dann eine Stellung zu wählen, wo die Frau sich weit öffnet.

Also probierten mein Freund und ich diese Stellungen, kombiniert mit langem Vorspiel und langsamen Bewegungen. Es war für uns zwar anfangs ungewohnt, dass ich so „steif daliege". Aber wir hatten mit dieser Methode ziemlichen Erfolg. Mit der Zeit wurde unser Sex immer länger, intensiver – befriedigender.

Heute ist es fast ein Jahr her und ich kann sagen – es klappt super zwischen uns. Ab und an kommt es schon noch vor, dass er sich nicht beherrschen kann, der Sex nur kurz dauert und eher unter der Rubik „Quickie" zu verbuchen ist. Aber das ist durchaus ok so. Denn es gibt auch Tage, da dauert es mir fast schon zu lange und ich bin dann nicht böse, wenn mein Freund schneller „zum Punkt kommt". Aber insgesamt haben wir das Problem heute im Griff. Auch reden wir heute viel unbefangener und offener über Sex und unsere Wünsche, sind experimentierfreudiger geworden. Unser Sexleben ist viel erfüllter als noch vor einer Weile und wenn es doch mal Probleme gibt, dann belassen wir es nicht bei betretenem Schweigen.

Im Gespräch mit meiner Freundin merkte ich auch, dass wir nicht als einziges Pärchen mit diesem Problem dastehen. Befreundete Paaren hatten mit ähnlichen Problemen zu kämpfen und manche Beziehung stand unter anderem deshalb auf der Kippe. Auch da half nur: offen drüber sprechen und gemeinsam Auswege finden.

Und die Betonung liegt auf „gemeinsam". Denn es hilft nichts, wenn nur einer sich Gedanken macht und etwas ändern will. Ich habe von Männern gehört, die es schlichtweg ablehnten, nach Lösungen zu suchen und der Frau vorwarfen, zu lange zu brauchen. Und ich habe von Frauen gehört, die nicht bereit waren, ihren Teil beizutragen und zum Beispiel andere Stellungen auszuprobieren. Diesen Menschen entgeht ein erfülltes Sexleben und das müsste nicht sein. Es bringt meiner Meinung nach gar nichts, das Problem zu totschweigen und zu hoffen, es ändert sich von allein. Oder sich gegenseitig Vorwürfe zu machen und zu streiten, wer denn nun Schuld hat an der Situation. Um Frust im Bett aus der Welt zu schaffen, rate ich jedem, egal ob Mann oder Frau: nehmt das Problem ernst, redet drüber und sucht zusammen geduldig nach Auswegen – es lohnt sich ;)!!!

Lena

Kapitel 23 - Bericht 6

„Akzeptieren", Dörte, 43 Jahre

Ich bin kein guter Schreiber, aber ich versuche es einfach mal. Mein Mann kommt schon immer sehr früh. Eigentlich kann man schon sagen, dass es zu früh ist, denn nicht nur, dass für mich einige Sekunden Sex auf Dauer zu kurz waren, auch er war damit unzufrieden. Nach über 2 Jahren Beziehung setzten wir uns dann mal zusammen und besprachen unsere Situation. Ich hätte nicht gedacht, dass ich so offen darüber reden kann.

Es dauert bei mir auch beim Onanieren sehr lange, bis ich einen Orgasmus erreiche. Meinen Mann hingegen kann ich schon zum Orgasmus bringen, indem ich mich einfach an ihm reibe. Das brachte mich auf die erste kleine Idee. Er durfte mich mit seinem Glied vor dem eigentlichen Sex nicht berühren und er durfte sich auch nicht an Hose oder Bett reiben beim Vorspiel. Er hielt tatsächlich einige Stöße länger durch. Das war zwar ein erster Anfang, aber noch keine wirklich befriedigende Lösung. Wir sprachen noch einmal darüber und beschlossen, es einmal ohne Geschlechtsverkehr zu probieren. Wir befriedigten uns einfach nacheinander nur oral und mit der Hand. Das war eine gute Idee, denn so fanden wir heraus, was ihn und mich erregte. So konnte er mich besser stimulieren und ich bekam mehr und mehr Gefühl für sein Ansteigen der Erregung. Nach einigen Wochen konnte ich ihn fast bis vor den Orgasmus reizen. Dann pausierte ich einfach und machte nach einer Weile weiter.

Dann ging es eine Stufe weiter. Wir befriedigten uns jeweils selbst vor dem Partner. Das kostete uns beide viel Überwindung, das Gefühl danach war aber unbeschreiblich. Ihn so zu erleben, war sehr aufregend.

Nachdem wir so vom anderen gelernt hatten, gingen wir wieder langsam zum Verkehr über. Er durfte mich vor dem Eindringen mit seinem Glied nicht berühren und blieb nur sehr kurz in mir. Er drang so langsam wie möglich ein, zog seinen „Wilfried" wieder heraus und verharrte erst einmal so. Nach ein paar Sekunden machte er weiter. Dann machte er zwei Stöße und so weiter, bis er kam. Auch das machten wir mehrere Wochen und es klappte immer besser. Gut fand er auch, wenn wir neue Stellungen ausprobierten. Dann musste er sich immer mehr auf die korrekte Ausführung achten und es klappte tatsächlich länger.

Was ich aber eigentlich sagen wollte: heute klappt es deutlich besser. Mein Mann ist aber immer noch so empfindsam wie früher. Wenn ich es also darauf anlege, kann ich ihn in einigen Sekunden zum Orgasmus bringen. Wir können unseren Sex zwar ausdehnen, haben aber vor allem akzeptiert, dass wir sehr unterschiedlich erregbar sind. Wir haben uns arangiert, den Sex für uns neu definiert und haben nun meist Oralverkehr oder verwöhnen uns mit den Händen. Unsere Orgasmen haben wir nach wie vor nacheinander, denn wir wenden uns nacheinander dem anderen zu, aber das ist total in Ordnung so. Er und ich haben wieder Spaß am Sex, an unserer persönlicher Art und Weise.

Mitgeben möchte ich euch, miteinander zu reden, nichts zu erzwingen und Dinge auch mal von anderen Seiten zu betrachten. Für uns beide war sein Problem ein Glücksfall. So haben wir durch unser Probieren mehr über den anderen erfahren, unsere Sexualität akzeptiert und für uns das Beste draus gemacht. Die Lösung für uns war auch nicht die Verzögerung seines Orgasmus, sondern vielmehr ein sexuelles Umdenken und Umgestalten. Akzeptiert, dass Männer und Frauen unterschiedlich ticken.

Ich wünsche euch wundervolle Zeiten zu zweit! Genießt es!

Eure Dörte

Resumé

Resumé

Der eine oder andere hat während des Lesens sicher bemerkt, dass sich einige Aussagen wiederholt haben. Abgesehen von einigen thematischen Überschneidungen habe ich bestimmte Punkte bewusst wiederholt genannt, um euch ihre Wichtigkeit immer wieder vor Augen zu führen.

Wirklich bewegende Dinge sind meist einfacher Natur. So ist es auch beim frühzeitigen Orgasmus. Ihr selbst, eure Partnerin und Harmonie in der Beziehung sind die Schlüssel zum Erfolg. Niemand kennt euch und eure Wünsche besser als ihr selbst. Bezieht eure Partnerin mit ein und ihr werdet sehen, dass es für jeden einen Weg gibt.

Häufig herrscht der Irrglaube vor: „Wenn ich das geschafft habe, habe ich keine Probleme mehr". Dazu gebe ich zu bedenken, dass euch dann sehr wahrscheinlich andere (neue) Probleme auffallen werden, die verbesserungswürdig erscheinen. Es ist aber auf jeden Fall ein großer Schritt, wenn man(n) gelernt hat, die Signale seines herannahenden Orgasmus zu deuten und somit in der Lage ist, seine Ejakulation besser zu steuern. Dieser Vorgang braucht seine Zeit, er ist nicht von heute auf morgen zu erzwingen. Bewahrt Geduld, probiert aus, akzeptiert eure Sexualität und vor allem akzeptiert die Unterschiede in der Sexualität von Männern und Frauen. Dann schafft ihr gute Voraussetzungen für ein erfüllteres Sexualleben.

Ihr habt in diesem Buch erfahren, welche Methoden es gibt, wie andere es geschafft haben. Ihr habt weiterhin die Möglichkeit, euch im Internet vertiefend auszutauschen. Nutzt diese Informationen sowie die Erfahrungen anderer und setzt sie für eure persönliche Situation um.

Ihr habt es in der Hand. Ich wünsche euch viel Spaß beim Experimentieren und vor allem natürlich viel Erfolg!

Anhang

Anleitung für Internet-Neulinge

Voraussetzung: Computer mit Internetanschluss oder ein Internet-Café

Startet auf eurem Computer einfach die Internetsoftware. Wenn ihr dann online seid (die Verbindung aufgebaut ist), gebt ihr oben im Internet-Explorer einfach folgendes ein: „www.vorzeitige-ejakulation.de". Bitte achtet auf die korrekte Schreibweise, sonst kann die Seite nicht aufgerufen werden. Danach drückt ihr „Return" und die Seite baut sich auf. Auf dem Bildschirm seht ihr dann „Eingang". Mit der linken Maustaste klickt ihr darauf und befindet euch dann auf der Hauptseite, von welcher ihr verschiedene Unterpunkte erreichen könnt.
Oben auf dem Bildschirm findet ihr die Steuerleiste mit den entsprechenden Kategorien, welche mit einem Klick auf die linke Maustaste angewählt werden können. Am einfachsten ist es dann, ihr klickt euch einfach mal durch all die Punkte und schaut euch alles an. Die meisten Punkte bieten eine Fülle an Hintergrundinformationen, Lösungsmöglichkeiten und Tipps. Einige Kategorien möchte ich aber etwas erläutern, um einer Verwirrung vorzubeugen.
Der Punkt „Forum" ist einer der wichtigsten auf der Seite. Dort könnt ihr euch mit Leidensgenossen und Fachleuten austauschen. Individuelle Probleme können so unter Betroffenen diskutiert werden, ohne, dass ihr euch zu erkennen geben müsst. Ihr habt nach Betreten des Forums zwei Möglichkeiten. Ihr könnt als „Gast" schreiben oder euch einen Namen ausdenken, unter welchem ihr dann im Forum auftreten wollt. Dafür könnt ihr euch registrieren. Eure Privatsphäre ist selbstverständlich geschützt, denn ihr braucht lediglich die Informationen preiszugeben, die ihr preisgeben möchtet. Außenstehende haben darauf keinen Zugriff. Eine genaue Anleitung findet ihr aber noch einmal im Forum. Dort habt ihr dann die Möglichkeit, Texte zu verfassen, euch alles von der Seele zu schreiben, Umfragen zu starten, Fragen zu stellen usw. Andere wiederum können diese Texte dann lesen. Normalerweise erfolgt eine Reaktion binnen

24 Stunden, manchmal kann es auch schneller gehen oder mehrere Tage bis zu einer Antwort dauern.

Wer einen direkteren Austausch wünscht, kann dies unter dem Punkt „Chat" realisieren. Dort ist eine Kommunikation in Echtzeit möglich. Klickt auf den Punkt „Chat". Im dann erscheinenden Fenster könnt ihr sehen, ob sich schon jemand im Chat befindet. Ist jemand da, tretet ihr einfach nur noch ein („Login") und dann könnt ihr sofort chatten. Ist niemand da, solltet ihr zu einem späteren Zeitpunkt wiederkehren. Termine, zu denen meist jemand anzutreffen ist, sind auf der Homepage ausgeschrieben.

Der Punkt „Shop" bietet euch die Möglichkeit, bestimmte Produkte übers Internet zu bestellen. Vielen ist es immer noch peinlich, Erotikartikel persönlich im Laden um die Ecke zu kaufen. Hier habt ihr nun die Möglichkeit, euch in Ruhe darüber zu informieren und bei Bedarf diskret nach Hause schicken zu lassen.

Der Punkt „News" informiert euch ständig über aktuelle Veränderungen auf der Webseite. Wer also wissen will, was sich seit seinem letzten Besuch verändert hat, der klickt einfach darauf und erfährt es binnen Sekunden. Des Weiteren habt ihr die Möglichkeit, euch mit der eigenen E-Mail-Adresse in den Newsletter einzutragen. Dann erhaltet ihr regelmäßige Neuigkeiten zum Thema vorzeitige Ejakulation und zur Homepage.

Es dauert etwas, bis man sich an die Funktionen und all das Fremde gewöhnt hat, aber hat man das erst mal getan, wirkt es plötzlich ganz leicht und die Vorteile liegen auf der Hand. Man kann sich austauschen und braucht nur das preiszugeben, was man preiszugeben Willens ist. Immer mehr nutzen die vielen Möglichkeiten und finden so ihren persönlichen Weg. Bei Fragen zur Benutzung könnt ihr mich im Forum oder per E-Mail auch jederzeit kontaktieren. Selbstverständlich könnt ihr mir über diesen Weg auch Verbesserungsvorschläge und Kritik zukommen lassen.

Fachtermini, Abkürzungen

Ejaculatio praecox:	(lat.) med. Fachbegriff für den frühzeitigen Orgasmus beim Mann
Frenulum:	Hautbändchen an der Unterseite, das die Vorhaut der Eichel mit dem Penisschaft verbindet
Götze:	Abgott, angebetete Figur
GV:	Geschlechtsverkehr
haptisch:	den Tastsinn betreffend
ICD-10	internationale Klassifikation der Krankheiten, 10. Revision
mental:	(lat.) gedanklich
Parasympathikus:	Teil des vegetativen Nervensystems, dient der Entspannung und Regeneration
Serotonin:	Botenstoff
SSRI:	Selective Serotonin Reuptake Inhibitor (selektive Serotoninwiederaufnahmehemmer, gehören zur Gruppe der Antidepressiva)
Sympathikus:	Teil des vegetativen Nervensystems, steigert die Leistungsfähigkeit in Notfall- und Stresssituationen

Bildübersicht

Bild 1:	Männliche Sexualorgane
Bild 2:	4-Phasen-Modell
Bild 3:	Reiterstellung
Bild 4:	Missionarsstellung 1
Bild 5:	Hündchenstellung
Bild 6:	Missionarsstellung 2
Bild 7:	Drucktechnik 1
Bild 8:	Kürzlich beschnittener Penis

Quellenangabe

Forum von www.vorzeitige-ejakulation.de

E-Mails und Briefe Betroffener und deren Partner

Gespräche mit Betroffenen und deren Partnern

Interviews mit Ärzten, Therapeuten, Heilpraktikern und Apothekern

Literatur

Kapitel 1:
„Die neue Sexualität der Männer" Bernie Zilbergeld (2000), dgvt-Verlag, S. 22

Kapitel 2:
„Arbeitsbuch Anatomie und Physiologie" Erika Jecklin (2000), Urban&Fischer Verlag, S. 320 - 327

„Anatomie und Physiologie" Hans-Joachim von Brandis/Winfried Schönberger (1995), Gustav Fischer Verlag, S. 339 – 348

„Human Sexual Response" William H. Masters/ Virginia E. Johnson (1966), Little, Braown & Co., S. 91 - 189

Kapitel 3:
„Sexualmedizin" Klaus M. Beier/Hartmut A. G. Bosinski/Uwe Hartmann/Kurt Loewit (2001), Urban&Fischer Verlag, S. 232 (Definition), S. 239 (organische Ursachen)

Publikation „Aktuel Urol 32, 2001, 435" Dr. F. Sommer, Ärzte Zeitung

Kapitel 8:
„Bammel, Panik, Gänsehaut" Christophe André/Patrick Légeron
(1999), Gustav Kiepenheuer Verlag, S. 65 – 76, 188 - 199

„Anleitung zum positiven Denken" Shad Helmstetter (1995), PAL-
Verlag, S. 274 – 275

Kapitel 9:
„Premature ejaculation" James Semans (1956), Southern Medical
Journal 49/1956, S. 353-357

„Die neue Sexualität der Männer" Bernie Zilbergeld
(2000), dgvt-Verlag, S. 464 – 470 (Start-Stop-Methode), S. 347
(Kegel-Übung)

„Impotenz und Anorgasmie" William Howell Masters/Virginia
Eshelman Johnson, (1973), Goverts Krüger Stahlberg Verlag, S. 93 -
101

„Das Tao der Liebe" Jolan Chang (2001), Rowohlt Verlag, S. 52

Kapitel 10:
„Ejaculatio praecox - Therapiemanual" Michael J. Hanel (2003),
Georg Thieme Verlag, S. 9 – 10, S. 40 – 42

„Der kleine Taschentherapeut" Arnold A. Lazarus/Clifford N. Lazarus
(1999), Klett-Cotta Verlag, S. 33 - 34

Kapitel 12:
„Das Tao der Liebe" Jolan Chang (2001), Rowohlt Verlag, S. 18 – 36
(Taoismus), S. 104 (weiches Eindringen), S. 132 – 133
(Atemtechniken)

Hinweis: Alle Bücher und noch viele weitere gibt es auch auf der
Homepage www.vorzeitige-ejakulation.de.

Danksagung

Dieses Buch wäre in seiner jetzigen Form nicht ohne die Hilfe verschiedener Menschen entstanden. Bei all diesen möchte ich mich von ganzem Herzen bedanken:

- den vielen Betroffenen und deren Partner, die im Forum von www.vorzeitige-ejakulation.de so offen über ihre Sexualität berichtet haben und deren Erfahrungen der Grundstein für dieses Buch sind
- den Schreibern der Berichte, die direkt in dieses Buch eingeflossen sind: Oliver, Claudia und Thomas, Hans-Peter, Stephan, Lena und Dörte
- den Schreibern der vielen netten Briefe und E-Mails, die mich erreicht haben
- Ärztin M. Summann, die mir bei Fragen der Themen Sexualität und Urologie zur Seite stand
- Frau Dr. med. M.-J. Cheon, Spezialistin für den Bereich Naturheilverfahren, speziell Akupunktur
- Herr Dipl.-Psych. A. Müller, Therapeut und somit ein wichtiger Ansprechpartner in psychologischen Fragen
- Frau Dipl.-Medienwiss. A. Walther, verantwortliche Lektorin und darüber hinaus ein wertvoller Ansprechpartner für alle Belange dieses Buches
- Frau Dipl.-Des. A. Wagner für die Covergestaltung und Illustrationen
- Herrn Dipl.-Des. J.-U. Meyer für die Unterstützung bei den Illustrationen
- vielen Freunden für die vielen Tipps, die aufbauenden Worte und das Probelesen
- meiner Familie für ihre Unterstützung

Eigene Notizen

Hier könnt ihr euren Gedanken freien Lauf lassen. Schreibt auf, was euch wichtig erscheint, was ihr ausprobieren wollt oder welche Fragen ihr noch habt. Scheut euch nicht, diese Fragen im Internet auf der Seite www.vorzeitige-ejakulation.de zu stellen.